DES

MÉTHODES, DES PROCÉDÉS [illegible]

[illegible]

[illegible]

L'EMBRYOTOMIE

DANS LES

CAS DE PRÉSENTATIONS DE L'ÉPAULE

DESCRIPTION DE DEUX APPAREILS NOUVEAUX
D'EMBRYOTOMIE

PAR

[illegible] THOMAS
Docteur en médecine de la Faculté de Paris,
Ex-interne provisoire des hôpitaux de Paris,
(Médaille de Bronze de l'Assistance publique)

PARIS
V. ADRIEN DELAHAYE ET Cie, LIBRAIRES-ÉDITEURS
PLACE DE L'ÉCOLE DE MÉDECINE
1879

DES

MÉTHODES, DES PROCÉDÉS, DES APPAREILS

ET DES INSTRUMENTS

EMPLOYÉS POUR PRATIQUER

L'EMBRYOTOMIE

DANS LES

CAS DE PRÉSENTATIONS DE L'ÉPAULE

DESCRIPTION DE DEUX APPAREILS NOUVEAUX D'EMBRYOTOMIE

PAR

Pierre THOMAS,
Docteur en médecine de la Faculté de Paris,
Ex-interne provisoire des hôpitaux de Paris,
(Médaille de Bronze de l'Assistance publique).

PARIS
V. ADRIEN DELAHAYE et Cie LIBRAIRES-EDITEURS
PLACE DE L'ÉCOLE-DE-MÉDECINE
1879

A M. LE DOCTEUR TARNIER

Chirurgien en chef de la maternité,
Membre de l'Académie de médecine, etc.

Témoignage de gratitude

PIERRE THOMAS.

DES

MÉTHODES, DES PROCÉDÉS, DES APPAREILS ET DES INSTRUMENTS

EMPLOYÉS POUR PRATIQUER

L'EMBRYOTOMIE

DANS LES

CAS DE PRESENTATIONS DE L'ÉPAULE

Description de deux appareils nouveaux d'embryotomie.

OBJET DE NOTRE ÉTUDE.

Sous le nom générique d'embryotomie (εμϐρυον, embryon, et τομή, section), on désigne toutes les opérations pratiquées sur le fœtus, dans le but de rendre son extraction possible ou plus facile et moins dangereuse pour la mère.

Nous ne nous occuperons que des méthodes, des procédés, des appareils et des instruments d'embryotomie, employés dans les présentations de l'épaule. Nous laisserons de côté toutes les opérations que l'on pratique sur la tête du fœtus. Nous ne parlerons pas de la décollation que l'on a faite quelquefois, lorsque la tête était retenue, après la version, au-dessus du détroit supérieur.

Nous éliminerons les cas dans lesquels l'obstacle à l'accouchement provient d'une accumulation de liquide dans l'abdomen, dans la poitrine ou dans un kyste du fœtus.

Nous élimerons aussi les opérations pratiquées sur des fœtus monstrueux. Après la décollation opératoire ou accidentelle, la tête est parfois difficile à extraire, surtout quand il y a un rétrécissement du bassin; on se servira pour la tirer au dehors des instruments de traction et de réduction, que l'on emploie lorsque la tête se présente la première : cette question ne rentre pas directement dans notre sujet. Nous laisserons aussi de côté les moyens employés pour extraire le tronc, lorsque son volume n'est pas en rapport avec les diamètres rétrécis du bassin.

Les opérations pratiquées sur le fœtus, dans les présentations de l'épaule, sont : 1° la décollation ou section du cou, nommée aussi décapitation ou dérotomie ; 2° la section du tronc dans toute son épaisseur ; 3° l'extraction des viscères des cavités thoracique et abdominale ou éviscération ; 4° la section de la colonne vertébrale ou spondylotomie ; 5° la section ou la désarticulation des membres supérieurs, désignées sous le nom de brachiotomie.

Lorsque nous nous servirons du terme embryotomie, ce sera toujours dans le sens restreint d'opérations pratiquées sur le fœtus, dans les présentations de l'épaule.

DIVISION DU SUJET,

1° Nous étudierons dans un premier chapitre, l'historique de l'embryotomie ; nous lui donnerons des développements assez considérables, parce qu'il nous a paru intéressant de mettre en regard et de comparer la pratique et les opinions des auteurs, aux différentes époques.

2° Dans un second chapitre, nous décrirons rapidement les indications de l'embryotomie.

3° Dans un troisième chapitre, après avoir adopté l'excellente classification que M. Pinard a faite des procédés d'embryotomie (1), nous exposerons les procédés ayant pour but et pour résultat définitif la *version forcée.*

4° Un quatrième chapitre sera consacré aux procédés ayant pour but et pour résultat définitif l'*évolution forcée.*

5° Dans un cinquième chapitre, nous décrirons longuement les procédés et les instruments employés pour pratiquer la décollation. Nous avons cru utile de faire une classification des nombreux instruments de décollation. Au lieu de les énumérer sans ordre et sans méthode, nous les grouperons en quatre classes. Cette classification basée sur leur mécanisme, permettra d'apprécier les avantages et les inconvénients de chaque classe d'embryotomes ; et, d'autre part, comme nous décrirons les principaux avec détails, on pourra se rendre compte de la valeur relative de chaque instrument.

6° Un sixième chapitre sera consacré à la description des instruments qui permettent de pratiquer la section du tronc du fœtus.

7° Enfin, nous tirerons les conclusions de notre travail.

(1) A. Pinard. Des contre-indications de la version dans les présentations de l'épaule, et des moyens qui peuvent remplacer cette opération. Thèse d'agrég. Paris, 1875.

CHAPITRE I.

HISTORIQUE.

Nous n'avons pas, antérieurement à Hippocrate, de documents relatifs à l'embryotomie. Chez les Hébreux et chez les Egyptiens, l'exercice des accouchements était exclusivement entre les mains des femmes. Il en était de même chez les Grecs et les Romains. L'obstétrique était alors entachée d'empirisme et des superstitions les plus grossières. C'était l'époque où l'on adressait des vœux à Postversa et à Prosa, lorsque l'enfant se présentait mal et que l'accouchement était laborieux.

§ 1er — Hippocrate ne paraît pas avoir pratiqué l'art des accouchements. Les différents écrits publiés sous son nom, dans lesquels il est question de cet art, n'ont été probablement composés qu'après la fondation de l'école et de la bibliothèque d'Alexandrie, c'est-à-dire, environ deux générations après lui. (1)

Quoiqu'il en soit, Hippocrate, qui pratiquait la médecine environ 460 ans avant l'ère chrétienne, dit (2) : « Si le fœtus reste au dedans et ne peut sortir naturellement ni de soi-même, ni par les médicaments, il faut oindre la main avec du cérat aussi onctueux que possible, l'introduire dans la matrice, et séparer les épaules du cou en appuyant avec le pouce. Le pouce est, pour ce besoin, armé d'un ferrement (unguis pollici adaptandus). L'amputation faite, on extrait

(1) Dict. histor. de la médecine. Paris, 1828.

(2) Hippocrate. Trad. Littré. Paris, 1853. De la superfœtation, tome VIII, p. 481.

les bras. Puis, rentrant, on fend le ventre, et, l'ayant fendu, on retire doucement les entrailles. Cela fait, on broie les côtes, afin que le petit corps, s'affaissant, devienne plus maniable et sorte plus facilement, en raison de cette diminution de volume. »

Il dit plus loin (1) : « Quand le bras ou la jambe est sorti, l'enfant étant mort, si la chose est possible, repousser l'un et l'autre et faire la version ; voilà le mieux. Si la chose n'est pas possible, retrancher ce qui est en dehors aussi haut que faire se pourra, et pour le reste, reporter la main, repousser et faire la version par la tête. Quand on veut faire la version ou la section de l'enfant, les ongles de l'opérateur seront coupés ; le bistouri, dont il se servira, sera plutôt courbe que droit ; on en cachera l'extrémité avec le doigt indicateur, palpant, guidant et craignant de blesser la matrice. »

Depuis Hippocrate jusqu'à Celse, médecin romain, qui vivait probablement dans le siècle d'Auguste (2), aucun auteur n'a traité de l'embryotomie. Celse a créé une méthode d'embryotomie, la décollation. Il se servait pour la pratiquer du crochet tranchant. Cet instrument doit, à notre avis, porter le nom de crochet de Celse, puisque cet auteur l'a employé le premier, pour faire la décollation du fœtus.

Celse dit (3) : « Lorsque l'enfant présente les pieds, il n'est pas difficile de l'extraire ; en le saisissant avec les mains par ces parties, on le tire aisément. Mais s'il est placé transversalement dans la matrice, et qu'on ne puisse

(1) Hippocrate. Loc. cit. Des maladies des femmes grosses ; livre I, p. 147.

(2) Dict. histor. de la méd. Paris, 1828.

(3) Celse. De remed., liv. VII, chap. XXIX.

le redresser, il faut appliquer le crochet sous l'aisselle et l'attirer peu à peu. En agissant ainsi, le cou se replie ordinairement, et la tête se reporte en arrière. Dans ce cas, il faut séparer la tête du reste du corps, pour pouvoir les tirer l'un après l'autre; on se sert pour cela, d'un crochet semblable au premier, avec cette différence, que la partie *recourbée est tout à fait tranchante en dedans.* Car, si on commençait par emporter le tronc, la tête tomberait dans le fond de la matrice, d'où on ne pourrait la retirer qu'avec un péril extrême. Lorsque cet accident arrive, on étend sur le ventre de la femme, un linge plié en deux; un homme vigoureux et entendu se place à son côté gauche, lui applique sur le ventre ses deux mains, et les appuyant l'une sur l'autre, presse et pousse vers l'orifice de la matrice, la tête, que le chirurgien saisit avec le crochet, ainsi que nous l'avons dit plus haut... Quelquefois la sortie du fœtus éprouve encore d'autres difficultés, qui ne permettent pas de l'extraire en entier ; alors on est obligé de l'extraire par parties. »

Aetius, qui vivait vers la fin du IVe siècle, d'après Leclerc; à la fin du Ve ou au commencement du VIe, d'après Freind, décrit, dans le 23e chapitre de son livre, les procédés que Philumenus employait, pour extraire l'enfant par morceaux (1). Il dit : « Si l'enfant présente un bras, il faut l'emporter dans l'articulation de l'humérus avec l'épaule. Pour cela, il faut l'envelopper avec un linge, afin qu'il n'échappe point ; on l'attire ensuite jusqu'au coude. Alors, on écarte les lèvres et on voit l'articulation qui est l'endroit, où il faut mutiler ce membre. Cette opération faite, il faut repousser la tête et délivrer le fœtus. On doit suivre la même

(1) Smellie. Traité de la théorie et de la pratique des accouchem. trad. de de Préville. Paris, 1771, t. I, p. 33.

méthode lorsque les deux bras se présentent à la fois, et lorsqu'on ne peut tirer le reste du corps, quoique les pieds soient déjà sortis. En ce cas, il faut débarrasser les extrémités inférieures dans les aines. »

Plus loin : « Lorsque le fœtus se présente en double, et qu'il n'est pas possible de le repousser ; si c'est la tête qui est le plus à portée de l'orifice, il faut briser les os du crâne, sans faire aucune incision sur la peau. On y appliquera ensuite le crochet, en quelque endroit, puis on tirera doucement, pour faire suivre le corps en ligne droite. Mais si les jambes sont, au contraire, les plus proches, il faudra les désarticuler au-dessus de la cuisse, et repousser les hanches de manière à pouvoir saisir la tête, l'écraser et la disposer à sortir. Lorsque l'enfant se présente en double, il est plus à propos, de séparer *la tête du tronc*, que de repousser le thorax et de le délivrer par les pieds.... »

§ 2. — Paul d'Egine, qui vivait vers la fin du IVe siècle, d'après Leclerc ; vers le VIIe d'après Freind, est le premier des Grecs qui paraisse avoir exercé la profession d'accoucheur (1). Il employait à peu près les mêmes moyens que Philumenus pour extraire les enfants morts.

Albucasis, médecin arabe du XIIe siècle (2), dit : « Dans le cas où le fœtus est mort, si vous avez employé inutilement les remèdes que nous avons recommandés ailleurs ; si vous devez recourir à une opération chirurgicale, voyez d'abord si la femme a conservé ses forces, si elle n'est affectée de rien, qui puisse faire craindre pour elle une issue fatale. Après cette exploration, faites-la coucher sur le dos, la tête déclive et les membres inférieurs élevés. Un aide la

(1) Dict. hist. de la méd. Paris, 1828.

(2) Albucasis. La chirurgie, trad. Leclerc. Paris, 1861, p. 179.

tiendra de chaque côté, ou bien elle sera attachée sur le lit, pour empêcher que son corps ne se déplace pendant l'extraction du fœtus. Enduisez l'orifice utérin d'huiles émollientes et de mucilages de guimauve, de graines de lin et de fenugrec. La sage-femme s'oindra les mains de cette préparation. Elle introduira la main dans la matrice avec précaution, puis elle recherchera le point du fœtus le plus commode pour y implanter les crochets... Si le fœtus se présente sur le côté, il est possible de lui rendre une position normale, en opérant, comme nous l'avons dit pour le fœtus vivant, sinon on l'incisera par fragments que l'on extraira. »

Sa manière d'extraire les enfants morts est la même que celle de Philumenus. L'ouvrage d'Albucasis nous intéresse surtout, parce qu'il contient la description et les dessins des instruments d'obstétrique, employés à son époque. L'arsenal de l'embryotomie se composait de deux couteaux aigus recourbés en forme de serpette, et de deux crochets. Ces crochets avaient deux branches aiguës ; l'un d'eux était terminé par une sorte de lance ; il avait la forme d'un harpon (1). Albucasis incisait le fœtus soit avec les couteaux aigus et recourbés, soit avec un mibda large, ou un mibda à deux lames (2). Il se servait, pour extraire les fragments, d'un crochet simple ou des crochets à deux branches.

§ 3. — Jusqu'à Ambroise Paré, chirurgien français du XVIe siècle, l'obstétrique n'avait, pour ainsi dire, pas fait de progrès. Lorsque l'enfant ne se présentait pas naturellement, on agitait la femme, on lui faisait prendre différentes attitudes, et l'on croyait qu'en employant ces moyens, on ferait prendre au fœtus une situation meilleure dans la ca-

(1) Busch. Atlas. Berlin, 1828.
(2) Albucasis. Loc. cit., fig. 475, I, II, III, IV.

vité utérine. On essayait encore, de le faire tourner, jusqu'à ce que la tête se présentât.

Lorsque cette méthode ne réussissait pas; si on trouvait les pieds à l'orifice utérin, on essayait de tirer l'enfant par les pieds. Lorsque cette dernière tentative échouait, on supposait sans hésitation que l'enfant était mort, et on le tirait avec des crochets dont il y avait toutes sortes d'espèces. Lorsqu'il était impossible d'extraire le fœtus avec les crochets, on le mutilait et on le dépeçait avec des crochets, des couteaux ou de petits canifs.

A. Paré a le premier, reconnu l'abus de cette pratique pernicieuse. Il ordonne expressément de tourner l'enfant et de le tirer par les pieds, toutes les fois qu'il se présente contre nature. L'honneur d'avoir élevé la version podalique à la hauteur d'une méthode revient à A. Paré. Philumenus, d'après Aétius, avait dit : « *Si caput fœtus locum obstruxerit, in pedes vertatur atque ita educatur.* » (Tetr. 4, ser. 4, cap. 23). Mais Philumenus, qui recommandait déjà la version podalique, dans le but d'extraire les enfants vivants, ne pratiquait cette opération, que dans des cas restreints et mal déterminés.

A. Paré faisait ainsi l'embryotomie (1) : « Mais s'il advenait (ce qui se fait plusieurs fois), que l'enfant eust les mains au couronnement, ou ja hors les parties génitales, jamais on ne doit tendre ni essayer à l'extraction par icelle, veu qu'il viendrait la teste ployée avec les espaules; ce faisant, on serait cause de faire grande lésion à la mère, et à l'enfant, s'il avait vie, J'ay esté appellé quelquefois à extraire hors le corps de la mère l'enfant mort, que les matrones (soy disans sages-femmes) s'estans efforcées le

(1). Ambroise Paré. Œuvres, édit. Malgaigne, t. II, p. 702. Paris, 1840.

tirer par un des bras, avaient esté causes d'avoir fait gangréner et mortifier ledit bras, et par conséquent de faire mourir l'enfant, en sorte qu'on ne le pouvait remettre dans la matrice pour la grande tumeur, tant des parties génitales de la femme que du bras de l'enfant, tellement que de nécessité le fallait amputer. Or le moyen de ce faire, est de couper tous les muscles avec un rasoir, le plus près de l'épaule qu'il est possible, toutes fois en observant que paravant l'incision, l'on tire la partie charneuse en haut; puis faut couper l'os avec tenailles incisives, à fin que la chair couvrant l'extrémité de l'os, ne face lésion aux parties génitales ; puis cela fait, faut chercher les pieds du petit enfant, et l'extraire hors comme avons par cy devant déclaré, s'il est possible. Et là où ledit enfant mort serait si gros naturellement, ou par accident tuméfié par la putréfaction, en sorte qu'il ne peust nullement estre extrait, premièrement que laisser mourir la femme, faudrait par tous moyens diminuer la grosseur de l'enfant. » On voit figurés, dans l'ouvrage d'A. Paré : deux crochets dont l'un est tranchant; l'autre est mousse et aigu; un petit couteau pour ouvrir le ventre du fœtus, et des tenailles qui sont, dit-il, propres à tels effets que le crochet simple.

Jacques Rueff, médecin allemand, contemporain de Paré, recommande la méthode des anciens.

Au XVIIe siècle, Van Horne, médecin hollandais, pratiquait la décollation, au moyen du crochet tranchant. Voici d'après Heister, comment il faisait cette opération (1) ; « Elle consiste, lorsqu'on ne peut atteindre les pieds, et qu'on peut entrevoir le cou du fœtus encore tendre, à le couper avec un bistouri ou avec un crochet *tranchant*, approprié et obtus, en se comportant d'ailleurs, avec toute la

(1) Heister, Instit. chirurg., pars 2, sect. 5, cap. 153.

prudence requise en pareil cas. Le tronc, ainsi retranché, est bientôt chassé de la matrice, d'où on l'extrait sans beaucoup de peine, en tirant sur le bras pendant dans le vagin. Quant à la tête, on va sans délai, la chercher avec la main ou tout autre instrument usité. »

En France, les accoucheurs de la fin du XVIIe siècle, recommandent l'embryotomie avec timidité. Mauriceau craint qu'on n'accuse le chirurgien, d'avoir tué l'enfant. Il dit (1) : « Quoique le chirurgien soit certain que l'enfant soit mort dans la matrice et qu'il soit nécessaire d'en faire l'extraction par art, il ne faut pas néanmoins qu'il se serve toujours d'abord des crochets ou d'autres instruments ; car il ne doit les employer que quand ses mains ne sont pas suffisantes, et quand il n'y a pas lieu de s'en pouvoir exempter, pour garantir la femme du danger où elle est, comme aussi de pouvoir tirer l'enfant autrement; parce qu'assez souvent, quoiqu'il ait fait tout ce que l'art commande, les personnes qui ne se connaissent pas à la chose, croient qu'il a tué lui-même, avec ces instruments, l'enfant qui était mort, il y a plus de trois jours, et sans autre raisonnement, ni plus grande connaissance de cause, lui jettent le chat aux jambes, en l'accusant d'une chose dont il est tout à fait innocent et même d'être cause de la mort de la femme, si elle vient par malheur à décéder ensuite, etc. C'est pourquoi le chirurgien ne se servira donc que le plus tard qu'il pourra des instruments, et il fera son possible, autant que la chose le permettra, d'amener les enfants entiers, quoique morts, et non par pièces et par morceaux, afin d'ôter aux méchants et aux ignorants tout prétexte de le pouvoir blâmer. »

(1) Mauriceau. Traité des maladies des femmes grosses. Paris, 1640.

Peu s'exprime ainsi (1) : « Cela fait voir que, comme il n'est pas aisé de s'assurer toujours par des signes évidents de la mort de l'enfant, on doit tendre à la conservation de sa vie, et quand même on serait assuré de sa mort, il est à propos de le tirer tout entier et sans mutilation, à moins qu'il fût pourri ou encore tendre, comme ceux qui sont peu avancés dans leur terme. Car pour lors, ce n'est pas tant l'opérateur qui arrache les parties, que ce sont elles qui quittent et qui se détachent aux premiers efforts de l'opération. Encore, suis-je du sentiment qu'on les tire, s'il est possible, sans recourir aux ferrements, dont on ne se doit servir que dans l'extrême nécessité. Et j'ajoute même que si, avec tout cela, on voit selon les apparences, que la mère ne laissera pas d'en mourir, il vaudrait mieux l'abandonner à la *bonté* de la nature, etc. »

A. Paré, Guillemeau et les accoucheurs du XVIIe et du XVIIIe siècle, recommandaient de ne pratiquer l'embryotomie que dans des cas très-rares : ils employaient presque exclusivement la version pelvienne dans les présentations de l'épaule. Toutefois, leurs enseignements étaient loin d'être mis en pratique, par la majorité des maîtres chirurgiens, qui employaient encore les crochets et les procédés des anciens. Certaines sages-femmes avaient elles-mêmes, l'audace de se servir des crochets.

De la Motte dit en 1721 (2) : « Lorsque je m'établis dans ma province, je trouvai plusieurs anciens maîtres chirurgiens qui se mêlaient d'aider les femmes dans leurs accouchements laborieux, avec le secours des crochets, sans que de leur vie, ils eussent fait un accouchement d'une autre manière, et sitôt qu'ils avaient tiré l'enfant avec leur cro-

(1) Peu. La pratique des accouch. Paris, 1694.
(2) De la Motte. Traité complet des accouchements, t. II, p. 638.

chet, ils laissaient délivrer l'accouchée par la sage-femme, parce qu'ils ne connaissaient rien de plus. Quand on les venait chercher pour secourir une femme en travail, ils prenaient leur crochet, allaient au plus vite, mettre la femme en situation, et sans s'informer de celle de l'enfant, qu'il présentât tête, cul, bras ou jambe, qu'il fût mort ou qu'il fût vivant; un jour et demi ou deux jours passés par une femme en travail, était plus qu'il n'en fallait pour les mettre en besogne. »

Il ajoute : « Ce ne sont pas les chirurgiens seuls qui sacrifient les pauvres femmes en travail à leur ignorance : les sages-femmes en détruisent bien davantage... Dans des contrées de cette province, des sages-femmes poussent la témérité jusqu'à se servir de crochets aussi hardiment et bien plus mal à propos encore que les chirurgiens dont j'ai parlé... »

Il dit encore : « Je n'ai jamais mutilé aucune partie de l'enfant de dessein prémédité, quelque apparence que j'aie trouvé d'une mort constante et assurée de l'enfant. Mais, au contraire, j'ai toujours mis tout en usage pour tirer l'enfant tout entier, autant qu'il m'a été possible... » (T. II, p. 661.)

De la Motte est partisan de la version quand même. Il dit : « Je crus certainement que je mourrais après cet accouchement, où j'épuisai ma science et mes forces, et après lequel je restai sans respiration; en sorte qu'il me fallut mettre sur un matelas devant un grand feu, et me frotter avec des linges chauds pendant plus d'une heure, de même que si je fusse sorti de jouer à la paume... » (T. II, p. 666.)

Les travaux de Deisch (1) parurent au milieu du XVIIIe siè-

(1) Deisch. Dissertatio de necessariâ in partû, etc. Strasbourg, 1741.

cle. Ils caractérisent l'état de l'obstétrique, à cette époque, dans une grande partie de l'Allemagne. Osiander parle ainsi de cette époque et de Deisch (1).

« Les écrits qui parurent vers 1740, outre qu'ils témoignent du peu de connaissances des accoucheurs allemands, prouvent que, dans les cas difficiles, l'art d'accoucher présentait encore des traces de la barbarie des siècles passés. Deisch se fit remarquer entre tous, par l'horrible cruauté de sa pratique et par ses efforts pour mettre en honneur l'emploi des crochets tranchants et aigus, du perce-membranes, du couteau à démembrement... Sa pratique prouva bientôt que tout son art consistait dans l'usage grossier de ces divers instruments. Il fit la perforation du crâne sur son propre enfant, qui très-probablement vivait encore. Plus d'une fois il arracha, avec le crochet aigu, des enfants qui expirèrent sous ses yeux, au milieu des cris et des convulsions... Le décollement, la perforation du crâne, la mutilation et le morcellement du fœtus, étaient sans cesse à l'ordre du jour. Sur cinquante-neuf cas de sa pratique, il employa vingt-neuf fois le couteau et le crochet ; les vingt-neuf enfants et dix mères périrent dans cette boucherie, et quant aux cinquante-neuf accouchements en général, vingt mères et quarante et un enfants y perdirent la vie. Deisch finit par être surnommé à Augsbourg, l'accoucheur au couteau et au crochet, et son livre fut le Manuel du boucher. »

Un autre accoucheur allemand, Mittelhaüser, contemporain de Deisch, avait une pratique aussi meurtrière. Il dit (2) : « Je me suis fait faire une paire de ciseaux et une

(1) Dictionnaire histor. de méd. Paris, 1828.

(2) Schröder, Manuel d'accouchements, traduction Charpentier. Paris, 1875.

paire de crochets, et ainsi je me trouvai prêt à tout événement. »

Smellie, célèbre accoucheur anglais, dit en 1752 (1) : « Lorsque l'épaule se présente, et que le bras est replié en double dans le vagin, il faut les repousser tous les deux ; mais s'il n'y a pas moyen d'en venir à bout, et que la main trouve quelque obstacle à rentrer, il faut dégager le bras et le tenir d'une main, pendant que l'on introduit l'autre ; alors on travaille à repousser l'épaule, et à mesure que l'on retourne l'enfant et que l'on fait descendre les pieds, il arrive pour l'ordinaire que le bras rentre dans la matrice. Mais si par hasard le bras qui est au passage était si gonflé, qu'il ne fût pas possible d'introduire sa main, de manière à pouvoir retourner et délivrer l'enfant, il faudrait nécessairement l'emporter dans son articulation avec l'épaule, s'il était descendu assez pour avoir la liberté de le faire ; ou bien dans l'articulation du coude, s'il n'y avait pas moyen d'atteindre plus haut. Si ce membre était beaucoup trop mortifié, on pourrait le tordre ; autrement, on peut le couper avec des ciseaux. » (T. 1er, p. 369.)

Il dit (p. 370) : « Lorsque par imprudence, par ignorance ou faute d'expérience, on attire l'épaule, de façon à l'engager dans le vagin, dans l'espérance de délivrer de cette manière, et même que l'on en voit une partie en dehors de l'orifice externe, il faut employer beaucoup de force pour faire rentrer cette portion dans la matrice, parce qu'alors l'épaule, une partie des côtes, la poitrine et le côté sont sortis déjà de la matrice, et que l'on est obligé de la dilater non-seulement pour permettre l'introduction de la main et du bras de l'accoucheur. Lorsque l'on ne peut

(1) Smellie. Traité sur la pratique et la théorie des accouch. Londres, 1752. Traduction de Préville. Paris, 1771, t. I, p. 369.

pas venir à bout de faire une dilatation suffisante, il faut glisser ses doigts jusqu'au cou de l'enfant, *et avec des ciseaux*, détacher la tête de dessus les épaules ; on commence ensuite par délivrer la tête ainsi séparée, ou bien on tire sur les bras pour avoir le corps. » Comme on le voit, le procédé de la décollation au moyen des ciseaux est indiqué nettement par Smellie.

Levret (1) et les accoucheurs français de la seconde moitié du XVIIIe siècle parlent peu de l'embryotomie ; ils disent que la décollation accidentelle est un des plus fâcheux accidents qui puissent arriver à l'accoucheur. Levret appliquait parfois son crochet à gaîne sur la poitrine ou entre les épaules de l'enfant, lorsque le tronc ne pouvait pas sortir. Il ne donne pas dans ses ouvrages le dessin et la description d'un crochet tranchant que quelques auteurs lui attribuent. Nous n'avons pas trouvé dans les catalogues anciens et récents de crochet tranchant portant le nom de Levret. Nous avons vu seulement les dessins de son crochet aigu à gaîne protectrice.

Nous ne parlerons que pour mémoire de la discussion fameuse qui s'éleva entre les brachiotomistes et les antibrachiotomistes. Les uns soutenaient que la brachiotomie devait être pratiquée sur l'enfant mort, pour permettre la version par les pieds ; les autres affirmaient que la brachiotomie était inutile ou même nuisible, que le bras n'empêchait jamais d'arriver aux pieds, et que l'on s'exposait à mutiler ainsi des enfants vivants. Pendant que l'on discutait sur cette question secondaire, on oubliait les bons préceptes de Celse, de Van Horne et de Smellie.

§ IV. — Baudelocque (J.-L.) réserve l'emploi des crochets,

(1) Levret. Observations sur les causes et les accidents de plusieurs accouchements laborieux, etc. Paris, 1770.

pour des cas très-rares; il repousse en général la brachiotomie. Dans un cas, il fut obligé de pratiquer la décollation; la mère mourut à la suite de l'opération. L'envieux Sacombe alla jusquà qualifier de meurtre ce double accident. Traîné devant les tribunaux, Sacombe fut obligé de quitter la France. Mais le coup n'en fut pas moins terrible pour le grand accoucheur, dont la santé fut dès lors profondément altérée (1).

Les accusations que Sacombe a osé porter contre un accoucheur de la valeur de J.-L. Baudelocque, prouvent qu'à la fin du siècle dernier la décollation n'était encore qu'une opération exceptionnelle en France. Il en était de même à l'étranger.

En 1812, Asdrubale, auteur romain, avait recours à la décollation, dans les cas où le fœtus est sorti des voies génitales jusqu'à l'épaule, de façon qu'une partie de son cou et de sa poitrine se trouve dans l'excavation pelvienne.

Il dit : « Pour pratiquer la décollation, il faut placer une main sur le cou du fœtus déjà énormément recourbé, tandis que avec l'autre main armée de *cisailles* d'accoucheur, on divise premièrement les téguments, puis les muscles, et enfin la colonne vertébrale. Ceci fait, on commence à constater la progression du fœtus. Quelquefois même, ainsi que je l'ai observé, le segment inférieur du fœtus énergiquement poussé par l'utérus descend instantanément. Si ce phénomène ne se produit pas, on achèvera, avec les cisailles, la section du cou, et, saisissant le bras, on attirera le fœtus en dehors. Telle a été ma conduite dans cinq cas de cette espèce qui se sont présentés à moi. Cette con-

(1) Voir Baudelocque. Dictionnaire encyclopédique des sc. méd. Paris.

duite est beaucoup plus raisonnable que celle qui est recommandée par quelques accoucheurs, et qui consiste à extraire le fœtus de force à l'aide de crochets enfoncés dans la poitrine » (1).

Au commencement du XIXe siècle, les accoucheurs français repoussaient en général l'embryotomie. En 1816, Capuron dit (2) : « Les annales de l'art fournissent plusieurs exemples de cette horrible manœuvre, et les femmes ont presque toujours succombé immédiatement ou peu de temps après. A l'ouverture des cadavres, on trouvait le vagin, chez les unes, et la matrice chez les autres, délabrés ou déchirés ; quelquefois même, les intestins venaient s'offrir devant les lambeaux du fœtus. Mais quel autre résultat peut-on attendre des instruments tranchants, lorsqu'on a la témérité de les porter au hasard dans la matrice où il est impossible de pénétr r avec la main pour les diriger ? Tout bien considéré, l'opération césarienne ne paraîtrait-elle pas préférable à [illegible]bryotomie ? » La version, d'après Capuron, est toujou[illegible]ossible, après l'emploi des antiphlogistiques, des opiacés [illegible]t des émollients.

Gardien dit (3) : « Les lésions [illegible] que présentent les parois du vagin, le rectum, le corps de la matrice, les portent à la regarder (l'embryotomie) comme plus dangereuse pour la mère, que la gastro-hystérotomie, à laquelle la plupart des accoucheurs modernes accordent la préférénce, quoique l'enfant soit mort. »

Velpeau disait encore en 1835 (4) : « L'embryotomie est

(1) Asdrubale. Traité théorique et pratique de l'art des accouchements, 1812.

(2) Capuron. Cours théorique et pratique d'accouchements. Paris, 1816, p. 579.

(3) Dictionnaire des sciences m[illegible]dicales. Paris, 1815.

(4) Velpeau. Traité complet de l'art des accouchements. Paris, 1835, p. 481.

cette opération qui consiste à porter un instrument tranchant dans la matrice, pour diminuer le volume de l'enfant en le dépeçant et en le réduisant en lambeaux, afin de l'extraire ensuite par portions. Cette opération était fréquemment employée par les anciens, qui n'avaient pas d'autres moyens à mettre en usage, ou qui n'étaient pas assez confiants dans les ressources de l'organisme ; mais aujourd'hui le forceps, le levier, la version, la symphyséotomie et l'opération césarienne, justement appréciés dans leur valeur respective, la rendent à peu près complétement inutile. Aussi n'est-elle plus pratiquée de nos jours, de temps à autre, que par certains *médicastres* de campagne, aussi étrangers à l'art des accouchements, qu'ils déshonorent par leur ineptie, qu'aux plus simples notions des autres branches de la médecine. »

On le voit : Capuron, Gardien et Velpeau jetaient en France, l'anathème sur les embryotomistes ; ils suivaient en cela, l'exemple de deux médecins allemands, B. Osiander et Stein le jeune. Cette réaction violente avait dépassé le but. En Allemagne, Œhler et Michaëlis défendirent l'embryotomie contre les objections injustes qu'on lui adressait et démontrèrent qu'elle est indispensable dans certaines circonstances. En France, Dubois et Désormeaux vulgarisaient le procédé de la décollation ou de la section du tronc au moyen des ciseaux, et démontraient que l'embryotomie, pratiquée suivant certaines règles, est une opération très-utile et pas trop dangereuse, si l'on suit exactement le manuel opératoire qu'ils ont décrit.

En Angleterre, Robert Lee (1), Davis et Ramsbotham père se déclarèrent partisans de l'embryotomie. R. Lee fit

(1) Robert Lee. Edinb. med. and surg. journ., vol. XXIX, 1828, p. 239.

connaître en 1828, une nouvelle méthode d'embryotomie. Il faisait la brachiotomie, perforait le thorax et implantait un crochet sur la partie inférieure du rachis ou sur le bassin de l'enfant. En tirant sur le crochet ainsi fixé, il faisait la version forcée.

Davis (1) recommandait la section du cou ou du tronc du fœtus. La section du tronc du fœtus, dans toute son épaisseur, porte le nom de méthode de Davis. Il se servait, pour pratiquer ces opérations, de son couteau à embryotomie caché.

Ramsbotham père (2) faisait de son côté l'éloge de la décollation, qu'il pratiquait avec un crochet tranchant qui porte son nom.

En 1832 (3), Œhler se déclara partisan de la brachiotomie, avec ou sans exentération : son but était de se frayer une voie pour aller à la recherche des pieds.

Michaëlis démontra que, dans certains cas, l'éviscération n'était pas suffisante, et qu'il était alors nécessaire de sectionner le rachis.

Baudelocque neveu inventait en 1833, le somatome caché, avec lequel il se proposait de sectionner le cou et le tronc du fœtus (4).

La décollation, que pratiquaient Champion et Leroux (de Dijon) devint enfin classique en France, grâce à la pratique et aux enseignements de P. Dubois et de ses élèves.

L'historique de l'embryotomie peut être résumé en quelques lignes. Les anciens la pratiquaient en quelque sorte

(1) Davis. Obstetric medicine.

(2) Obstetric medicine and Surgery by Ramsbotham (fils).

(3) Œhler. Gemeinsame deutsche Zeitschrift Geburskunde, 1832, 7e vol., p. 105. — Œhler. Neue Zeitschrift für Geburtskunde, 1836, 3e volume, p. 161.

(4) Thèse de Boppe. Paris, 1833.

sans règle, coupant et enlevant ce qui s'offrait à l'instrument tranchant. Celse régularisa cette opération, en conseillant de faire la décollation. Van Horne au XVIIe siècle et Smellie au XVIIIe, suivent ses conseils et les mettent en pratique. Smellie lui-même, ne donne aucune observation de décollation pratiquée avec les ciseaux. Voss, Heister, Denman, Leroux (de Dijon), Asdrubale, Schweighœuser, Davis, Ramsbotham et Champion recommandent aussi cette méthode, que P. Dubois vulgarisa en France.

Jusqu'à Davis et Robert Lee, on n'avait pas fait d'embryotomie méthodique, en agissant sur le thorax. Œhler et Michaelis suivirent Lee dans cette voie. En 1857, Giuseppe Posta décrivit un procédé d'embryotomie thoracique; en 1861, Gustave Veit en décrivit un autre. En 1860, Hubert Boëns proposait de sectionner le tronc, au moyen d'un procédé qu'il croyait nouveau. P. Dubois, de son côté, employait divers procédés d'embryotomie, suivant les exigences de la clinique.

Aujourd'hui, la plupart des accoucheurs ne sont pas exclusifs; ils préfèrent en général la décollation, et, s'ils ne peuvent pas la pratiquer, ils agissent méthodiquement sur le thorax. Chailly-Honoré dit qu'il préfère laisser le bras procident, adhérent au cou : il craint, qu'après la décollation faite suivant la méthode de Celse, la tête ne soit difficile à extraire. On comprend que les anciens aient eu cette crainte ; mais nous disposons aujourd'hui d'instruments puissants qui leur étaient inconnus ; n'avons-nous pas le forceps, le céphalotribe, le crânioclaste, le transforateur, le forceps-scie, l'instrument de M. Guyon et de bons perforateurs ?

P. Dubois donnait la préférence à la décollation ; il la pratiquait au moyen de grands ciseaux qui portent son nom. Il employait aussi ses ciseaux, pour sectionner le tronc. Les élèves de P. Dubois, qui sont aujourd'hui nos maîtres, recommandent l'embryotomie et surtout la décollation.

Les instruments, qui ont été inventés depuis quelques années, pour sectionner le fœtus, sont très-nombreux. Nous les décrirons plus loin. Ils servent, pour la plupart, à faire la décollation ; cela prouve que la méthode de Celse est appréciée aujourd'hui à sa juste valeur. Aux procédés d'embryotomie, au moyen des crochets tranchants et des ciseaux, on tend à substituer le procédé de section, au moyen de différentes scies. Dès 1854, M. le professeur Pajot inventait le procédé à la ficelle. Différents auteurs ont proposé la scie à chaîne et l'écraseur de Chassaignac. Ils se sont ingénié à inventer des instruments pour passer ces scies autour du cou du fœtus. Avant 1860, C. Braun décapitait le fœtus, au moyen d'un crochet mousse spécial qu'il avait inventé. En 1842, van Huevel inventait le forceps-scie, pour faire la céphalotomie et le proposait plus tard, pour sectionner le cou ou le tronc du fœtus.

M. Tarnier a inventé le premier instrument qui permît d'entourer le tronc et de le couper facilement dans toute son épaisseur ; son embryotome est aussi un bon décapitateur. Nous l'avons suivi dans cette voie ; notre embryotome remplit les mêmes indications que le sien. Nous avons, en outre, inventé une scie nouvelle, la ficelle-scie, qui peut être passée autour du tronc ou du cou du fœtus, avec tous les instruments imaginés pour conduire la ficelle de fouet, la scie à chaîne ou l'écraseur linéaire. Cette scie fait partie de notre embryotome ; nous l'avons en outre adaptée au crochet de Braun. Nous prouverons plus loin que la ficelle-scie est un moyen de sectionner le fœtus, supérieur au fouet, à la scie à chaîne et à l'écraseur linéaire.

CHAPITRE II.

INDICATIONS DE L'EMBRYOTOMIE.

Nous n'entrerons pas dans le détail des indications de l'embryotomie ; car cette question ne rentre pas directement dans le cadre de notre travail.

Dans les présentations de l'épaule, l'embryotomie est indiquée d'une manière générale, lorsque la version pelvienne par manœuvres internes, est impossible à exécuter, ou tout au moins dangereuse pour la mère. Cet état de choses reconnaît trois grands facteurs : 1° la rétraction utérine ; 2° les contractions pour ainsi dire tétaniques de l'utérus, 3° l'engagement trop profond de la région fœtale.

§ 1er. — *Rétraction et contractions tétaniques de l'utérus.*

M. Pinard dit (1) : « Il est malheureusement trop fréquent de rencontrer dans la présentation de l'épaule, lorsque les membranes sont rompues depuis un certain temps et que le liquide est complétement écoulé, les parois utérines dures et appliquées exactement sur les parties fœtales à la manière d'un gant. Si on laisse la main en contact avec le globe utérin, on ne tardera pas à se convaincre que celui-ci n'est plus le siége d'alternatives de contraction et de relâchement. Il reste immobile et conserve toujours sa du-

(1) A. Pinard, Loc. cit., p. 31.

reté caractéristique. On dit alors que les contractions son tétaniques, que l'utérus est tétanisé.

« Cet état se produit presque toujours, parce que l'indication de la version, en temps opportun, a été méconnue ou n'a pu être remplie.

« Il faut bien qu'on le sache : il y a pour ainsi dire un temps d'élection, un moment physiologique où tout est admirablement préparé pour permettre de pratiquer avec succès la version ; mais si on ne profite pas de ce moment, l'occasion ne se représentera plus.

« En effet, dès que les membranes sont rompues, dès que l'orifice est dilaté ou dilatable, si l'on n'intervient pas, l'utérus, continuant à se contracter, va entreprendre une tâche gigantesque qu'il ne pourra mener à bonne fin.

« Il va fléchir le grand diamètre longitudinal du fœtus. En même temps que le tronc s'infléchit, que les deux extrémités céphalique et pelvienne se rapprochent ou tendent à se rapprocher de la ligne médiane, la région axillaire, qu'il y ait procidence ou non, s'engage par progression dans l'excavation ; les deux premiers temps du mécanisme de l'évolution spontanée sont accomplis.

« Mais que de force a déployé l'utérus, pour ployer, pour tordre latéralement une tige comme la colonne vertébrale ! Bien souvent, si le fœtus est volumineux ou si le bassin n'est pas très-large, l'engagement se prononce à peine. Si, au contraire, le fœtus est d'un volume moindre ou le bassin vaste, on peut voir le troisième temps s'exécuter ou recevoir un commencement d'exécution. La tête, accomplissant plus ou moins un mouvement de rotation, vient se placer au-dessus de la symphyse.

« La masse fœtale est alors enclavée, tassée, massée dans l'excavation, et l'utérus surmené, épuisé, vaincu, s'arrête et s'immobilise dans une rétraction tétanique.

« Deux causes puissantes ont souvent accéléré et augmenté cette rétraction.

« 1° Les tentatives infructueuses de version.

2° L'ingestion des médicaments oxytociques. »

§ 2. — *Engagement trop profond de la région fœtale.*

M. Pinard ajoute (1) : « Mais il y a loin de cette procidence simple, dont on peut généralement tirer partie, à la sortie totale du membre qui fait tout entier saillie hors de la vulve. La sortie du bras entier hors de la vulve a une signification tout autre.

« Cette situation, en effet, ne peut exister que si presque tout le tronc se trouve profondément engagé dans l'excavation. Dès ce moment, toute tentative de version doit être interdite ; non-seulement la main éprouverait les difficultés les plus grandes pour arriver au niveau de l'orifice, mais encore la mutation fœtale ne se ferait probablement pas, sans que les parois du canal génital se rompissent soit au niveau du vagin, soit au niveau de l'utérus. »

Nous avons supposé jusqu'ici une présentation de l'épaule dans un bassin normal ou rétréci entre 7 centim. et 9 cent. et demi.

§ 3. — *Rétrécissements extrêmes.*

La conduite à tenir est plus difficile à préciser lorsqu'il y a une présentation de l'épaule dans les rétrécissements extrêmes du bassin, depuis 6 à 7 cent. jusqu'aux rétrécissements infranchissables.

(1) A. Pinard. Loc. cit., p. 27.

Nous donnons l'opinion de M. le professeur Pajot (1), sur cette question délicate, qui n'est pas encore jugée aujourd'hui.

« 1° Si l'enfant est à terme et vit, s'il se présente par le tronc, dans un rétrécissement au-dessous de 6 à 7 cent., la version par manœuvres externes ayant été tentée avec prudence dans le but de faciliter ensuite l'application des instruments et étant reconnue impossible, l'opération césarienne est proposable.

« 2° Le fœtus n'étant pas à terme, la version reconnue impossible, l'amputation du bras favorisera certainement le mouvement d'évolution du fœtus. D'ailleurs, la section du cou ou du tronc sera faite très-facilement par un procédé nouveau que nous allons indiquer, et l'extraction des deux parties fœtales ne présentera alors que des difficultés surmontables, si le fœtus n'a pas de beaucoup dépassé le septième mois.

« 3° Enfin si l'enfant est mort, même à terme, quelles que soient les difficultés, quels que soient les dangers présentés par la série d'opérations successives nécessaires pour accoucher la femme par les voies naturelles, l'opération césarienne sera absolument repoussée. Après avoir appliqué le nouveau procédé d'embryotomie, on s'efforcera de broyer successivement les diverses parties fœtales qui s'offriront au détroit supérieur par la céphalotripsie répétée, méthode dont on ne trouve guère les traces que dans l'ouvrage de M. Chailly, (dernière édition). »

Les avis ont été longtemps partagés sur le degré d'angustie qui indique l'opération césarienne. De la Motte et

(1) Pajot. De la présentation de l'épaule dans les rétrécissements extrêmes du bassin et d'un nouveau procédé d'embryotomie. Archives générales de médecine. Paris, 1865.

Levret (1) n'admettent que l'étroitesse dite absolue. (« S'il n'est pas possible d'introduire la main pour chercher les pieds, et, supposé qu'on le puisse faire, si on ne les peut attirer au dehors »), (de la Motte) (2). Stein (3) prend pour limites, un rétrécissement de 81 millimètres du diamètre sacro-pubien. Selon Baudelocque (4), l'opération est parfaitement justifiée, quand le diamètre mesure moins de 67 millimètres : la plupart des accoucheurs allemands, dit Aubenas, adhèrent à sa manière de voir. Depuis que la provocation de l'accouchement prématuré a été admise parmi les opérations obstétricales, les indications de la section césarienne ont été nettement précisées et réduites à un chiffre convenable.

Dans ces dernières années, l'Ecole de Paris s'est montrée de plus en plus défavorable à l'opération césarienne. Paul Dubois, qui a vu périr les 23 femmes opérées par lui admet qu'on doit préférer l'embryotomie toutes les fois que le plus petit diamètre est d'au moins 54 millimètres. M. Tarnier abaisse cette limite à 5 centimètres ; Joulin à 5 ou 4 centimètres (du moins pour Paris où la mortalité est constante). M. Pajot ne se déciderait à pratiquer l'hystérotomie qu'au-dessous de 27 millimètres, limite extrême de la céphalotripsie répétée sans tractions. M. Stoltz, au contraire, qui a sauvé la mère 4 fois sur 7, et qui repousse l'embryotomie pratiquée sur l'enfant vivant, ainsi que l'avortement provoqué dans le cas d'angustie pelvienne, non-seulement ne cherche pas à restreindre l'indication absolue, mais il admet encore l'indication relative.

(1) Levret. Art des accouchements, 1815, § 2147.
(2) De la Motte, 1721, p. 228, 422.
(3) Stein. Prakt. Auleit.., 5e édit., § 921.
(4) Baudelocque. L'art des accouchements, 1815, § 2007.

CHAPITRE III

MÉTHODE AYANT POUR BUT ET POUR RÉSULTAT DÉFINITIF LA VERSION FORCÉE.

§ Ier. *Procédé de Robert Lee. — Brachiotomie. — Perforation du thorax. — Implantation d'un crochet mousse sur le bassin ou sur la partie inférieure du rachis.*

R. Lee a fait connaître son procédé en 1828. Heister, d'après Aubenas, paraît être le premier qui ait employé le crochet mousse, pour l'extraction du fœtus, après l'éviscération.

La plupart des auteurs disent que Lee pratiquait l'exentération ; il semble cependant, qu'il faisait seulement la perforation du thorax, pour se frayer une voie, par laquelle il pouvait introduire le crochet et le fixer sur le rachis.

Il résume ainsi l'exposé de son procédé : « Je sépare le bras du corps, je perfore le thorax, et après avoir fixé le crochet sur le bassin ou la partie inférieure de l'épine, j'exerce un degré de traction suffisant pour amener la délivrance, ce qui n'occasionne ni déchirure, ni contusion dans les parties sexuelles de la femme. » (Thèse de Pinard, p. 75.) Lee se proposait d'exécuter ainsi ce que fait la nature. C'est là une imitation peu fidèle de l'évolution spontanée, et ce qui le prouve, c'est que les auteurs disent, les uns, que l'on fait ainsi une version forcée, les autres, que l'on fait une évolution forcée. Nous pensons, que le mécanisme varie suivant le point d'implantation du crochet. S'il est placé sur le bassin il se produira plutôt une version forcée, mais s'il est placé plus ou moins haut sur le rachis, il nous semble, que l'on extraira le plus souvent l'enfant en double.

§ II. *Brachiotomie et version forcée.*

Ce procédé est le plus ancien : il a soulevé naguère une discussion violente et passionnée, à l'occasion d'un procès resté célèbre dans les fastes de l'obstétrique. Les anciens l'ont repoussé, parce que l'on peut ainsi mutiler un enfant vivant. Aujourd'hui, l'auscultation bien pratiquée laissera peu de doutes sur la mort de l'enfant. La brachiotomie est complétement inutile, dit Cazeaux : la présence du bras loin de gêner, facilite la version, dit Chailly. La plupart des accoucheurs français proscrivent encore absolument la désarticulation de l'épaule, qu'elle soit opérée seule, pour faciliter la version, ou pratiquée comme premier temps de l'embryotomie. Nous pensons que l'on devrait supprimer le terme brachiotomie ; en effet, cela veut dire, dans le langage obstétrical, désarticulation du coude, amputation du bras et désarticulation de l'épaule. Nous croyons que si l'on veut agir sur le membre supérieur, pour faire ensuite la version forcée, on doit désarticuler l'épaule ; on supprimera ainsi un des obstacles à l'évolution du fœtus, tandis que la désarticulation du coude ou l'amputation du bras seront inutiles. La brachiotomie a permis, dans certains cas, de faire la version forcée. P. Dubois l'a pratiquée quelquefois, pour pouvoir opérer la décollation. Stoltz, H. Blot et Pajot admettent qu'elle est utile et même indispensable, dans certaines circonstances exceptionnelles.

Nous n'admettons la désarticulation de l'épaule, que lorsqu'elle peut rendre possible ou plus facile la décollation ou la section en deux du thorax. Nous repoussons comme trop dangereuse la version forcée. La désarticulation de l'épaule ne supprime pas la rétraction et la contraction utérines.

Œhler recommande, dans certains cas, la brachiotomie seule.

§ III. *Brachiotomie, éviscération, version forcée.*

La brachiotomie avec exentération est préférable à la brachiotomie seule, suivie de la version forcée. L'éviscération peut diminuer considérablement le volume du tronc et permettre d'arriver aux pieds avec moins de violence. Toutefois et surtout lorsque la rétraction et la contraction utérines sont très-prononcées, ce procédé est moins efficace et plus dangereux pour la mère que la décollation ou la section en deux du tronc du fœtus. Lorsque la tige fœtale est sectionnée, on n'est pas obligé, pour extraire les fragments du fœtus, d'exercer des pressions plus ou moins violentes sur la paroi utérine. Lorsque la brachiotomie seule est insuffisante, Œhler recommande de faire l'exentération, et son but est de se frayer un chemin pour aller à la recherche des pieds.

§ IV. *Procédé de Giuseppe Posta* (1).

Eviscération thoracique et abdominale, sans brachiotomie, puis version forcée par les pieds. — Voici comment l'auteur décrit lui-même le manuel opératoire : « Premier temps. — Dès que l'accoucheur se sera assuré de la sortie du bras, il examinera attentivement si c'est le bras droit ou le bras gauche, et devra calculer toutes les circonstances

(1) Il filatre Sebazio, mars et avril, 1857.

qui indiquent l'embryotomie thoracique. Ces points essentiels bien établis, il prendra un ruban de fil ou de soie (si filo e seta), semblable à celui des salassatari (les saigneurs), fera un nœud avec lequel il attachera la main descendue dans le vagin et confiera cette main à une sage-femme ou à un assistant quelconque. S'il s'agit de la main droite, l'assistant doit tenir le bras du fœtus élevé, presque perpendiculairement au pubis de la femme, en l'inclinant un peu vers l'aine droite de celle-ci, de manière à faire descendre le plus près possible la cavité axillaire. Alors l'accoucheur porte sur cette cavité l'index et le médius de la main gauche, et, en se guidant sur eux, fait parvenir jusqu'au même point un bistouri à manche fixe, dont la pointe est recouverte d'une petite boule de cire ou d'un morceau de diachylon. Parvenu à l'aisselle, il y enfonce hardiment le bistouri et pratique une incision de deux ou trois travers de doigt ; puis, sans perdre de temps, avec deux doigts de la main droite et la pince à polype, il procède à l'évidement (vuotamento) des viscères, *tant thoraciques qu'abdominaux*.

« Le second temps consiste en une simple manœuvre destinée à terminer l'accouchement par les pieds. » (Thèse de Pinard, p. 85.)

Le but de G. Posta est donc de pratiquer la version forcée. Nous ne pensons pas qu'on doive ranger ce procédé, comme l'a fait M. Pinard, parmi les procédés ayant pour but et pour résultat définitif l'évolution forcée.

§ V. *Spondylotomie sans éviscération et sans brachiotomie, puis version forcée.*

Lorsque l'on pratique la spondylotomie, l'accouchement est terminé le plus souvent par l'évolution forcée.

Dans l'observation XLV de la thèse de M. Pinard, le Dr Macdonald a fait la version forcée, après avoir sectionné la colonne vertébrale.

CHAPITRE IV.

MÉTHODE AYANT POUR BUT ET POUR RÉSULTAT DÉFINITIF L'ÉVOLUTION FORCÉE.

§ Ier (1) *Procédé de Gustave Veit.*

Eviscération sans brachiotomie, évolution forcée. — Gustave Veit ne fait pas la brachiotomie; il pratique d'abord l'éviscération thoracique et abdominale, puis il tire avec une main sur le bras procident. En prenant un point d'appui avec l'autre main dans le bassin du fœtus, il exerce des tractions et fait descendre le siége du fœtus. D'après lui, le crochet mousse est le plus souvent inutile; et puisqu'on a introduit la main pour faire l'éviscération, on peut bien en profiter pour faire sur le siége des tractions conformes à son dégagement naturel.

Au moyen de ce procédé, Veit diminue le volume du fœtus par l'éviscération, et en exerçant en même temps des tractions sur le bras et sur le siége du fœtus, il tend à imiter le mécanisme de l'évolution spontanée. Il pense que la spondylotomie doit être réservée à des cas exceptionnels, et que des tractions d'abord en bas, puis en avant, suffi-

(1) Gustave Veit. Monatschrift für Geburskunde, 1861, p. 457.

ront pour amener ensemble, tronc et tête, l'enfant étant en double (conduplicato corpore).

Ce procédé est indiqué seulement dans les cas où l'épaule est profondément engagée, quand l'évolution spontanée est sur le point de se faire. Mais le cou de l'enfant est très-accessible dans ces circonstances ; la section du cou est plus rapide et plus facile que l'éviscération; l'extraction successive du tronc et de la tête exige des efforts moins violents que l'évolution forcée. Nous préférons donc de beaucoup la décollation au procédé de Veit.

Procédé de Michaelis (1). *Spondylotomie. Evolution forcée.*

Michaelis a reconnu que l'éviscération n'était pas toujours suffisante, et il a proposé de faire alors la section de la colonne vertébrale.

§ II. *Procédé de Hubert Boëns.*

Brachiotomie. Eviscération thoracique et abdominale. Ecrasement du thorax. Section du tronc et au besoin de la colonne vertébrale. — Hubert Boëns pratique l'embryotomie de la manière suivante, lorsque le cou est inaccessible.

1° Il désarticule le cou, les bras, lorsqu'ils font procidence.

2° Il fait une incision sur la paroi thoracique ; il sectionne deux ou plusieurs côtes, avec un bistouri ou de forts ciseaux, puis il engage plusieurs doigts dans le thorax, déchire le diaphragme, et une partie des viscères s'ecnappe alors de la poitrine. Avec le pouce placé en haut et les autres doigts en bas, il aplatit et écrase la poitrine.

(1) Das Enge. Leipzig, p 177.

3° Puis, il glisse en arrière du tronc du fœtus un crochet mousse, qu'il dirige d'arrière en avant et de bas en haut, de telle sorte qu'il appuie sur le périnée et la paroi postérieure du vagin. Un aide tire en bas sur le crochet, et le tronc du fœtus s'engage dans le vagin. Pendant ce temps-là, l'opérateur empêche les côtes de léser le vagin, et il coupe les différentes parties du tronc, à mesure qu'elles deviennent accessibles aux ciseaux. Il coupe au besoin la colonne vertébrale.

4° On extrait la partie inférieure, puis la partie supérieure du fœtus.

Nous n'aurions pas placé ici le procédé de Hubert Boëns si cet auteur conseillait de diviser toujours la colonne vertébrale. Si on ne sectionne pas la colonne vertébrale, on extrait au moyen de ce procédé le fœtus en double. Si on sectionne le tronc dans toute son épaisseur, ce procédé rentre alors dans la méthode de Davis. P. Dubois a pratiqué quelquefois la section du thorax, en opérant d'une manière analogue à celle de Boëns. Il plaçait en effet, un crochet mousse sur le tronc, il faisait tirer sur le crochet pour abaisser les parties fœtales qu'il sectionnait ainsi que la colonne vertébrale avec ses longs ciseaux. P. Dubois ne faisait pas dans ces cas la brachiotomie. Le procédé de Hubert Boëns, qui date de 1860, diffère donc peu du procédé que P. Dubois employait parfois, bien longtemps avant cette époque.

Le procédé de Boëns est long et difficile. Si le cou restait inaccessible, on ferait une opération plus rapide, plus sûre et moins dangereuse pour la mère, en appliquant autour du tronc du fœtus l'embryotome de M. Tarnier ou le nôtre. Si l'épaule empêchait l'application de ces instruments, on la désarticulerait.

§ III.

Procédé de M. le Dr Lucas-Championnière, chirurgien des hôpitaux de Paris. — M. Lucas-Championnière n'a pas encore exposé publiquement son procédé d'embryotomie ; nous le remercions d'avoir bien voulu nous remettre une note concernant son procédé. Il se propose de faire à ce sujet une communication plus détaillée devant une société savante.

J'ai fait, dit M. Lucas-Championnière, un assez bon nombre de fois l'embryotomie avec des ciseaux, et je considère la section du cou ou du tronc du fœtus, avec cet instrument, comme une œuvre laborieuse, longue, épuisant les forces de la malade, et presque celles du chirurgien.

La section du cou, avec les divers instruments proposés, est souvent impraticable, parce qu'il est impossible d'atteindre et de dépasser le cou : un utérus rétracté violemment s'oppose aux manœuvres de la main et des instruments, autour du cou ou du tronc de l'enfant.

Je suis revenu à l'éviscération, comme temps préliminaire de toute embryotomie, parce que mon expérience m'a montré que la section de l'abdomen et du thorax avec des ciseaux est toujours très-facile.

L'éviscération est une manœuvre pendant laquelle les parties maternelles ne courent aucun danger. Elle favorisera l'abaissement du tronc.

Après l'avoir pratiquée, il suffit de sectionner la colonne vertébrale, pour que la partie capitale de l'opération soit terminée.

Mais, avec des ciseaux, cette dernière section est longue et difficile, surtout si le tronc reste très-élevé, comme dans les rétrécissements très-considérables du détroit supérieur.

J'ai l'année dernière, au cours d'une embryotomie, utilisé, pour sectionner la colonne, la pique de l'instrument de M. Guyon, terminée par une sorte de vis. Je l'ai fait mordre à plusieurs reprises dans la colonne vertébrale, que j'ai ensuite sectionnée facilement. J'ai renouvelé cette opération au commencement de l'année 1879, à la Maternité. Puis, j'ai pensé qu'il y aurait avantage, à employer un instrument spécial.

En définitive, ma manière de procéder repose sur les deux faits suivants. Je fais l'éviscération, je cherche à régulariser cette opération ; je sectionne la colonne vertébrale avec un instrument spécial, en un ou plusieurs points. Après cela, je termine, suivant les cas, par l'extraction du segment inférieur ou du segment supérieur ; mais je fais, au préalable, la section du bras procident, ce qui apporte un aide sérieux pour l'évolution des parties restantes.

Mon instrument (fig. 1), est une sorte de fraise, ressemblant

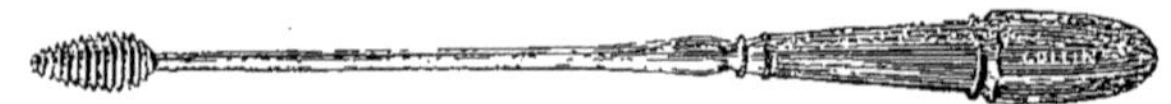

FIGURE 1. — Perforateur de Lucas-Championnière.

beaucoup au tire-fond dont on se sert pour l'opération du trépan (1). Il est porté au bout d'une longue tige ; il est terminé par deux dents horizontales qui forment les extrémités d'un double pas de vis. Il ne pique pas, si on le pousse directement ; mais il pénètre facilement, si on imprime à son manche un mouvement de rotation. J'ai fait faire, depuis assez longtemps, un perforateur du crâne de fort volume, construit de même et qui me rend de grands services. Il ressemble beaucoup à l'instrument de Hubert (de Louvain), à cela près, qu'il n'y a pas de pointe terminale ; il ne saurait blesser pendant l'introduction. Il entre dans le crâne, en tous points, avec

(1) Le perforateur de M. Lucas-Championnière est analogue au tire-balle, dont la surface est parcourue par un double pas de vis. Le tire-balle est conique ; les extrémités du double pas de vis sont saillantes, obliques et dirigées en sens inverse, au sommet du cône. Le tire-tête de Marchand (de Charenton) et le perforateur de Dugès sont aussi coniques. Le perforateur de M. Lucas-Championnière est ovalaire ; il est donc facile de le retirer du crâne, lorsqu'on l'a perforé, et de faire autant d'applications de l'instrument qu'il est nécessaire. (Pierre Thomas).

facilité, sans efforts, lorsqu'on lui imprime un mouvement de rotation.

L'instrument semblable, qui me sert pour la colonne vertébrale, est d'un volume moindre, de façon à pouvoir pénétrer le tissu de la colonne vertébrale, mais assez volumineux pour le dissocier. Quand on l'a vissé dans deux ou trois points voisins, la colonne vertébrale est complétement coupée. On peut renouveler la même manœuvre.

Ma première opération d'embryotomie avec cet instrument a été faite à l'hôpital Saint-Louis, le 8 juin 1879, à neuf heures du soir.

La femme était en travail depuis quarante-huit heures, il y avait procidence du membre supérieur gauche ; la face était accessible à droite. Le ventre était dur, très-douloureux. La femme paraissait avoir de la péritonite. L'enfant était mort au moins depuis le matin.

La femme étant anesthésiée, j'ampute le bras et l'épaule gauches. Je donne un coup de ciseaux sur le cou; j'applique deux fois le perforateur sur la colonne cervicale à sa partie inférieure ; puis une fois, un peu plus haut. Après avoir fait avec le crochet quelques tractions sur le cou, je vois qu'on arrive mieux sur la face. J'accroche le maxillaire inférieur ; j'abaisse la face, et, pour éviter toute difficulté, je fais pénétrer le perforateur à plusieurs reprises dans la face. La tête a été extraite facilement ainsi que le tronc. Mort de la femme 48 heures après.

L'autopsie a été pratiquée par M. Deschamps, interne du service de M. Vidal. La cavité péritonéale était remplie de sang ; il y avait une péritonite généralisée et une rupture utérine.

Avant la section de la colonne vertébrale, il eût été impossible d'abaisser la tête. Après cette section, sans nouvelles mutilations, l'opération était terminée. Elle n'avait guère duré que 20 minutes.

Le 13 juin 1879, j'ai eu à faire, dans mon service de l'hôpital Cochin, une opération plus difficile.

Il y avait une présentation de l'épaule gauche, ou céphalo-iliaque gauche. On avait fait des tentatives infructueuses de version; l'utérus était absolument rétracté et dur comme une pierre.

La femme étant anesthésiée, je fais tenir allongé le bras procident; je fais une section du thorax avec des ciseaux. C'est le seul point sur lequel on arrive. Je pratique une éviscération très-complète et j'applique mon perforateur sur deux points distants de la colonne vertébrale.

J'abaisse avec le crochet la colonne vertébrale divisée. L'épaule étant très rapprochée de la vulve, je la désarticule avec des ciseaux. Je saisis alors la paroi abdominale du fœtus avec une pince, et j'attire au dehors le segment inférieur, et ensuite le bras restant et la tête.

L'opération a duré plus longtemps que la précédente ; elle n'a pas été bien longue cependant. La malade n'a présenté aucun accident ; elle est sortie dans l'état le plus satisfaisant, quinze jours aprés l'opération.

Le 5 juillet 1879, une femme atteinte manifestement de rupture utérine est entrée dans mon service à l'hôpital Cochin. J'ai pratiqué l'embryotomie pour la délivrer rapidement, sans occasionner de nouveaux désordres. C'est son sixième accouchement ; elle est en travail depuis deux jours ; il y a une présentation de l'épaule gauche en céphalo-iliaque gauche. On a fait des tentatives infructueuses de version. La malade est entrée à l'hôpital dans un état déplorable ; le pouls est insensible, il y a une teinte brune de tout le corps, du refroidissement et un accablement extrême. L'abdomen est le siége d'une sensibilité vive ; il n'y a pas de contractions utérines ; la température est à 35°,9.

J'introduis la main dans le vagin, et je déplie le bras procident, et le fais maintenir au dehors. J'arrive facilement sur le thorax. Je donne des coups de ciseaux sur le thorax. Je pratique son éviscération, et le doigt étant appliqué sur la colonne dorsale, j'applique le perforateur à plusieurs reprises. J'applique ensuite très-facilement le petit crochet, et j'ampute la première épaule qui était très-abaissée. La seconde épaule devint très-facilement accessible, je l'abaissai à son tour. J'arrivai alors facilement sur la face et j'accrochai le maxillaire inférieur. Après avoir fait des perforations successives, je réussis à abaisser la tête molle et très-diminuée de volume. Le segment inférieur du tronc suivit rapidement.

La femme mourut deux heures après, sans avoir pu se relever. Il y avait une déchirure de la paroi latérale gauche de l'utérus, avec infiltration sanguine énorme.

L'opération avait été rapide et bien supportée, malgré l'état infiniment grave de la femme non anesthésiée.

Ces observations montrent, ajoute M. Lucas-Championnière, que tous les points de la colonne peuvent être atteints avec succès. J'en conclus dans cette note rapide que l'éviscération est une excellente manœuvre préliminaire, bien qu'elle ne soit pas indispensable.

Plus les perforations sur la colonne vertébrale sont nombreuses, plus l'extraction est facile.

On facilite l'opération en fixant une extrémité du fœtus.

L'amputation préalable du bras, bonne dans quelques cas, est plus avantageuse après la section, parce que le membre sert à diriger les ciseaux.

Pour extraire les segments du thorax, il faut chercher les plus accessibles. On voit d'après cette courte note que, dans le seul cas où des lésions antérieures irrémédiables n'existaient pas, la guérison a été rapide. Ces observations me portent à penser que ce procédé d'embryotomie facile et point dangereux est applicable à toutes les circonstances dans lesquelles l'embryotomie est indiquée.

Nous ne chercherons pas à apprécier la valeur du procédé de M. Lucas-Championnière ; d'après ces observations, il a été employé deux fois, dans des circonstances trop défavorables. L'idée de pratiquer la spondylotomie sur plusieurs points du rachis est ingénieuse, et nous ne connaissons aucun auteur qui ait proposé de la réaliser avant M. Lucas-Championnière. En sapant le rachis dans plusieurs points, il rend la tige fœtale plus flexible, et au moyen de l'éviscération, il réduit le volume du fœtus. Après s'être servi du bras procident, pour abaisser le tronc ou le cou du fœtus et pour se diriger dans les diverses manœuvres qu'il va exécuter, il le désarticule. La désarticulation de l'épaule permet au fœtus d'évoluer plus facilement.

Si la tête est accessible, il sape la base du crâne, s'il le croit utile. Lorsque les diverses parties fœtales ont été ainsi réduites et que la colonne vertébrale a été rendue très-souple, M. Lucas-Championnière extrait le fœtus en double : parfois, il le retire en commençant par l'extrémité supérieure ou par l'extrémité pelvienne, suivant qu'il juge plus facile l'une ou l'autre de ces manœuvres. Il se sert pour pratiquer l'extraction d'un crochet peu volumineux, dont l'extrémité recourbée est courte ; si cela est nécessaire, il emploie une pince longue et puissante.

Nous pensons que lorsque la colonne cervicale est accessible au perforateur, on pourra embrasser facilement le cou avec un crochet, celui de Braün, par exemple, et le sectionner rapidement avec la ficelle-scie. La décollation sera préférable à ce procédé quand le cou sera accessible.

Nous préférons aussi la méthode de Davis ; mais nous ne la pratiquerions pas comme P. Dubois et Hubert Boëns ; nous appliquerions l'embryotome de M. Tarnier ou le nôtre autour de la partie la plus accessible du tronc. Lorsque ces instruments seront appliqués, la section du tronc dans toute son épaisseur sera faite en quelques secondes.

L'appareil de M. Lucas-Championnière a le mérite d'être simple et il pourrait, d'après cet auteur, être employé dans tous les cas d'embryotomie; mais son emploi n'est peut-être pas sans danger. S'il est appliqué sur les parties latérales des corps vertébraux, ne doit-on pas craindre qu'il ne glisse et qu'il n'aille déchirer ou perforer l'utérus? Il ne faut pas oublier qu'on opère à une grande profondeur, que l'on est très-gêné et que les sensations sont alors plus ou moins obtuses. Cet accident ne sera peut-être pas à redouter lorsque le perforateur sera manié par un homme habile, mais il vaut mieux pécher par excès de prudence, et nous croyons que M. Lucas-Championnière pourrait éviter notre objection, en adaptant à son perforateur une branche protectrice semblable ou analogue à celle du transforateur de Hubert (de Louvain).

CHAPITRE V.

DÉCOLLATION DU FŒTUS OU MÉTHODE DE CELSE.

Classification des embryotomes.

1° Embryotomes-couteaux.
2° Embryotomes-ciseaux.
3° Embryotomes-scies.
4° Embryotomes qui agissent par pression et par dilacération.

§ Ier. — *Embryotomes-couteaux.*

Nous désignons sous ce nom les embryotomes dont la partie active est constituée par une seule lame tranchante. Nous placerons donc dans cette classe les bistouris, les canifs, les couteaux, les crochets tranchants et les instruments de Baudelocque neveu, de Concato et de Scanzoni.

On s'est servi, dès la plus haute antiquité, de canifs et de bistouris, pour ouvrir l'abdomen et le thorax du fœtus, et pour le dépecer. Nous n'en parlerons que pour mémoire. Plus récemment, Steinsen a proposé deux bistouris recourbés, dont l'un est aigu et l'autre boutonné (1). L'un des bistouris de Busch jun. est droit et boutonné; l'autre ressemble à nos bistouris convexes (2).

On employait aussi des couteaux pour démembrer le fœtus et le couper en morceaux; ces couteaux variaient de longueur et de forme. Les uns étaient droits, les

(1) Busch. Atlas. Berlin, 1828, fig. 493.
(2) Busch. Loc. cit., fig. 494.

autres plus ou moins recourbés et aigus (1). Le mibda large d'Albucasis avait une lame tranchante sur ses bords, oblongue et pointue. Le manche de son mibda à deux lames, était fixé par chacune de ses extrémités. à une lame pointue et légèrement recourbée (2). Il employait aussi deux couteaux aigus à lames courtes et recourbées en forme de serpette (3). Le couteau de A. Paré ressemblait aussi à une serpette (4). Ces divers couteaux sont abandonnés aujourd'hui. Cependant Rizzoli emploie encore un couteau spécial qu'il nomme fœtotome.

« Mon fœtotome (5), dit-il, est un couteau à extrémité mousse, de la longueur de douze centimètres, sur un centimètre de largeur; le manche est long de treize centimètres. Le bord tranchant de la lame est renfermé dans une gaîne, laquelle, au moyen d'un bouton, peut être descendue dans le manche, au point que l'on veut.

« On introduit le couteau dans le vagin, le tranchant recouvert de sa gaîne; on le place contre la partie fœtale que l'on veut sectionner, puis on retire la gaîne, autant qu'il le faut. On opère la section, puis on recouvre le tranchant, et on retire le couteau sans aucun danger. Cependant, avant de pratiquer la section de la colonne, je tâche de faire une éviscération aussi complète que possible..... »

Les crochets tranchants ont joui d'une grande faveur. Depuis Celse jusqu'à nos jours on en a construit de toutes sortes. Nous pensons que le ferrement dont Hippocrate ar-

(1) Recueil des planches du Dictionnaire de chirurgie. Paris, an VII. — Kilian. Armamentorium, tab. 40, fig. 5.

(2) Albucasis. Sa chirurgie, trad. de Leclerc. Paris, 1861, fig. 111, 112.

(3) Busch. Loc. citat., fig. 475, 2, 3.

(4) A. Paré. Edit. Malgaigne, Paris, 1840, t. II, liv. 18, chap. 33.

(5) Rizzoli. Mémoires de chirurgie et d'obstétrique, traduit de l'italien par Andréini. Paris, 1872. Description et figure, p. 540.

mait son pouce était un petit crochet acéré, que l'on fixait à ce doigt, probablement à l'aide d'un anneau.

Les divers crochets tranchants qui sont figurés dans les catalogues et les ouvrages anciens sont tous aigus. Ils diffèrent seulement par la courbure et la longueur de la partie tranchante. Le crochet tranchant des anciens (1) était très-recourbé ; le tranchant, et la pointe en étaient un peu émoussés. Lorsqu'on le portait dans la cavité utérine, on devait en masquer la pointe et le tranchant, avec l'index et le médius, et n'enlever la main protectrice qu'après avoir accroché la partie fœtale. Si la pointe et le tranchant avaient été vifs l'accoucheur se serait coupé, il aurait retiré la main et blessé la femme.

Le crochet de Mauriceau était moins recourbé (2). Ceux de Pean étaient recourbés, l'un à angle droit, l'autre à angle obtus; cette disposition permettait de les implanter plus facilement sur le fœtus (3). Les anciens avaient aussi des crochets pour amputer les membres (4).

On attribue au premier Ramsbotham l'invention du crochet tranchant à extrémité mousse.

Le crochet de Ramsbotham était, jusqu'à ces dernières années, presque exclusivement employé en Angleterre ; Barnes dit qu'il s'en sert toujours, mais qu'il est disposé à croire celui de Braün meilleur. On confond généralement l'instrument de Ramsbotham avec le couteau à embryotomie caché de Davis.

Le crochet de Ramsbotham est constitué par une tige longue et forte, terminée à son extrémité inférieure par un

(1) Perret (J.-J.). Art du coutelier expert en instruments de chirurgie. Paris, 1772, planche 159, fig. 1.

(2) Kilian. Loc. cit. Tab. 40, fig. 1. — Busch. Loc. cit., fig. 485.

(3) Perret. Loc. cit., planche 159, fig. 4, 8.

(4) Id., fig. 9.

manche de bois. La tige se recourbe à son extrémité supérieure en forme de crochet. La partie recourbée est mousse et convexe sur son bord supérieur, concave et très-tranchante sur son bord inférieur. L'extrémité du crochet est mousse et renflée.

Francis Ramsbotham dit (1) : « Le meilleur instrument pour faire la décollation, c'est un crochet avec un bord concave tranchant, inventé par mon père. La meilleure manière de s'en servir est la suivante :

« Après avoir introduit le doigt, on peut passer autour du cou un grand crochet mousse, puis on amènera la partie qui se présente, aussi bas qu'on le pourra, sans faire courir de danger à la mère. Un aide maintiendra alors fortement le crochet mousse. Après avoir appliqué sur le cou le crochet tranchant (the decapitator), on retirera le crochet mousse. Avec la main droite, on imprimera au décapitateur de légers mouvements de scie, tandis que l'index de la main gauche sera maintenu solidement sur le bord mousse de l'instrument. On s'aperçoit bientôt qu'il n'y a plus de résistance à vaincre; le cou est alors sectionné. »

Jacquemier a fait construire deux crochets tranchants nommés *couteaux-embryotomes* (fig. 2).

L'un deux est mousse à son extrémité, l'autre est aigu.

Ils sont pourvus d'une gaîne métallique, constituée par des anneaux aplatis, articulés entre eux. Ces anneaux sont taillés en biseau sur les bords de leurs faces latérales et inférieures. Cette disposition permet à la gaîne de se mouler sur la courbure des crochets. Cette gaîne sert à masquer le tranchant des crochets, et la pointe du crochet aigu. Elle rend ainsi moins dangereuse l'introduction des couteaux-embryotomes de Jacquemier.

(1) Figure et description. In Obstetric medicine and surgery, p. 385, 5e édit. London, 1877, by Francis. H. Ramsbotham.

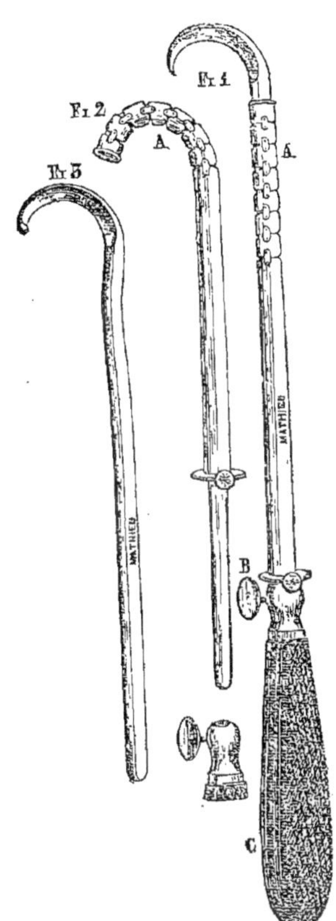

FIGURE 2. — Couteaux-embryotomes de Jacquemier.

Crochet de Simpson (1). Il est analogue à celui de Ramsbotham ; il en diffère surtout, en ce que sa partie recourbée

(1) James Simpson. The obstetric Memoirs and Contributions. Edinburgh, 1855, p. 153.

est fendue. On peut introduire et fixer dans cette fente, une lame mince et très-coupante, une véritable lame de rasoir. On remplace cette lame à volonté. Le crochet de Simpson peut donc servir comme crochet mousse et comme crochet tranchant.

Couteau à embryotomie caché de Davis. (1) Il est composé de deux branches qui s'articulent entre elles, comme les forceps anglais. L'une des branches est recourbée, en forme de crochet, à son extrémité supérieure ; une lame à bord tranchant dirigé en bas, est fixée obliquement dans l'intervalle limité par le crochet.

L'autre branche est appliquée par son extrémité supérieure, sur le bord convexe du crochet : elle sert à protéger les parties maternelles contre l'action de la lame tranchante.

Busch (2) et Kilian (3) donnent le dessin du crochet de Ramsbotham et l'attribuent à Davis : c'est une erreur ; Davis l'a seulement décrit et recommandé, mais il ne l'a pas inventé.

Somatome caché de Baudelocque neveu. — Boppe (4) en donne la description suivante : « Il se compose de deux crochets mousses glissant l'un dans l'autre, et dont les courbures sont cannelées pour recevoir une lame qui ne peut aller que d'un crochet à l'autre. Le crochet externe est creux et cannelé dans toute sa longueur ; son extrémité inférieure est terminée par une vis ; la largeur de la courbure,

(1) Figure 488. In Atlas de Busch.

(2) Atlas de Busch., fig. 486.

(3) Kilian. Armamentarium lucinæ, etc., tabl. 42.

(4) Thèse de Boppe (description et figures). Paris, 1833, p. 28. — Kilian. Loc. cit., tabl. 42, fig. 4, 5, 6.

mesurée en dehors, est de 2 pouces et quart ; il peut traverser facilement les bassins les plus mal conformés ; la hauteur de sa courbure est de 2 pouces et demi, pour embrasser le tronc du fœtus.

Le crochet interne supporte un tige longue de 10 pouces environ ; cette tige est terminée par une lame tranchante qui passe dans la cannelure de ce crochet. On peut séparer les crochets l'un de l'autre. Un écrou les rapproche à volonté.

Quand on veut se servir de cet instrument, on introduit selon les règles ordinaires, le crochet mousse externe dans la cavité utérine. Lorsqu'il a saisi la partie du tronc que l'on veut couper, on fait glisser le crochet interne dans la cannelure du crochet externe, puis on les rapproche l'un de l'autre au moyen de l'écrou ; la partie saisie est alors comprimée. On fait monter la lame en tournant la vis de la tige jusqu'à ce que le point noir, que l'on voit sur cette tige soit arrivé au niveau de la cannelure du crochet externe ; la partie est tranchée nettement, dit Boppe, et l'on retire l'instrument fermé dans la position qu'on lui avait donnée. Il ajoute : Cet instrument est convenable, non-seulement à la section de la poitrine et du ventre, mais encore à la section du cou du fœtus. »

Décapitateur de Concato (1). — Cet instrument se compose d'un crochet mousse et cannelé, d'une lame tranchante et convexe, et d'une gaîne mobile.

La lame tranchante est poussée de bas en haut dans la cannelure du crochet, au moyen d'une tige terminée en bas

(1) Figures et description. In Wochenblatt der Zeitschrift der k. k. Gesellschaft der Aerzte zu Wien, 1857, nº 3. Ludwig Concato. Uber ein neues geburtshilfliches instrument.

par une vis : la gaîne est mobile de haut en bas et de bas en haut : elle entoure les tiges qui supportent le crochet et la lame tranchante ; elle présente en haut une courbure à concavité supérieure. On saisit le cou du fœtus entre le crochet et la concavité de la gaîne, puis on fait monter la lame tranchante sur le cou pour le sectionner.

D'après Lazarewitch, cet instrument serre le cou, mais ne le sectionne pas.

Décapitateur (auchenister) *de Scanzoni* (1). — Cet instrument se compose ; d'un crochet mousse et cannelé que l'on applique sur le cou du fœtus, et d'une lame tranchante que l'on fait saillir et mouvoir de bas en haut dans l'intervalle limité par le crochet. La lame est soulevée à son extrémité libre par le mécanisme du levier du premier genre.

D'après Aubenas (2), ce décapitateur n'a donné que de mauvais résultats dans dix expériences que C. Braün a faites sur le cadavre.

D'après Lazarewitch, il fonctionne mal, parce que la force agit sur un bras de levier très-court, et la résistance sur un bras de levier long. Dans mes expériences, dit-il, j'ai vu la lame tranchante déprimer le cou, mais elle ne le sectionne pas, et l'instrument se détériore après deux expériences.

Nous trouvons inscrit, dans le Catalogue de 1862, de Charrière, et sous le nom de P. Dubois, un crochet à lame tranchante, à bascule, pour diviser le fœtus dans les cas de présentation de l'épaule. Le mécanisme de cet instrument est à peu près semblable à celui du décapitateur de

(1) Figure et description, in Wüzburger medicinische Zeitschrift. — Wurzburg, 1860, p. 172.

(2) Traité pratique de l'art des accouch. par Nægele et Grenser Trad. et annoté sur la 6e édit. all. par Aubenas. Paris, 1869.

Scanzoni. On peut en voir un spécimen dans la vitrine de M. Depaul.

Les embryotomes-couteaux sont de mauvais instruments. Les bistouris, les canifs et les couteaux sont dangereux pour la mère et pour l'opérateur. On ne doit plus s'en servir que pour faire une ouverture à la paroi thoracique. On doit les rejeter, lorsque l'on veut sectionner en deux le cou ou le tronc. Les ciseaux sont préférables pour pratiquer la désarticulation de l'épaule; nous leur donnons aussi la préférence pour ouvrir le thorax ou l'abdomen.

Les crochets tranchants et aigus ne doivent être employés, à notre avis, dans aucun cas. Ils sont trop dangereux; il suffit, pour s'en convaincre, de lire les anciens auteurs.

Nous adressons aux crochets tranchants, à extrémité mousse, le reproche d'être dangereux pour les parties maternelles et pour l'opérateur. On n'emploie le crochet de Ramsbotham, que pour pratiquer la décollation. Supposons qu'il n'y ait plus qu'un pont de parties molles à sectionner; si le crochet est alors tiré avec une force trop grande, il viendra couper l'utérus et le vagin ou bien il blessera les doigts de l'opérateur. Cet instrument est donc dangereux; il est en outre infidèle.

Toute lame tranchante, est une scie à dents extrêmement fines et rapprochées : un couteau sectionne bien les tissus, lorsqu'on lui imprime des mouvements de scie; mais son action est presque nulle, à force égale, lorsqu'on presse sur lui, en le tenant immobile. Que l'on veuille bien saisir le cou d'un fœtus avec un crochet tranchant, et se contenter de tirer sur le crochet sans lui imprimer aucun mouvement de scie; on sera convaincu bien vite qu'il serait nécessaire de déployer une force considérable pour arriver à sectionner le cou. Or, lorsque le crochet de Ramsbotham, est appliqué sur le cou du fœtus, dans la cavité utérine, les mouvements de scie sont très-difficiles à imprimer à l'instrument, et si l'on veut agir avec quelque violence, on s'expose à produire des lésions. Nous adressons les mêmes critiques au couteau à embryotomie caché de Davis.

Les instruments de Baudelocque neveu, de Concato et de Scanzoni, ne peuvent agir que par la pression de leur lame sur le cou. Ils ne sont pas dangereux pour la mère et pour l'opérateur; mais comme il est impossible d'imprimer à leur lame tranchante aucun mouvement de va-et-vient, ils ne sectionnent pas le cou du fœtus. Il faudrait pour cela que leur lame fût poussée avec une force énorme. On n'emploie plus en France le somatome de Baudelocque.

§ II. *Embryotomes-ciseaux.*

Nous désignons sous le nom d'embryotomes-ciseaux, les embryotomes dont la partie active est constituée par deux lames qui, en se rapprochant, sectionnent les tissus compris entre leurs bords tranchants.

Nous plaçons dans cette classe, les ciseaux de P. Dubois, l'endotome de M. Mattei et l'embryotome de Lazarewitch. Nous ne décrirons pas les ciseaux que Smellie et d'autres chirurgiens ou accoucheurs ont employés, pour pratiquer la section du cou ou du tronc, car ces ciseaux n'avaient rien de spécial.

Les ciseaux de P. Dubois sont forts et longs ; le bras de levier de la puissance, est très-long relativement au bras de levier de la résistance. C'est dire, que les manches en sont longs et les lames courtes ; celles-ci sont légèrement recourbées sur le plat, près de leurs extrémités supérieures qui sont mousses.

Procédé de P. Dubois (1). Après avoir bien constaté la situation des parties fœtales, dit Chailly-Honoré (2), « P. Dubois introduit la main gauche dans les organes maternels, que la tête soit à gauche ou qu'elle soit à droite. Puis, sai-

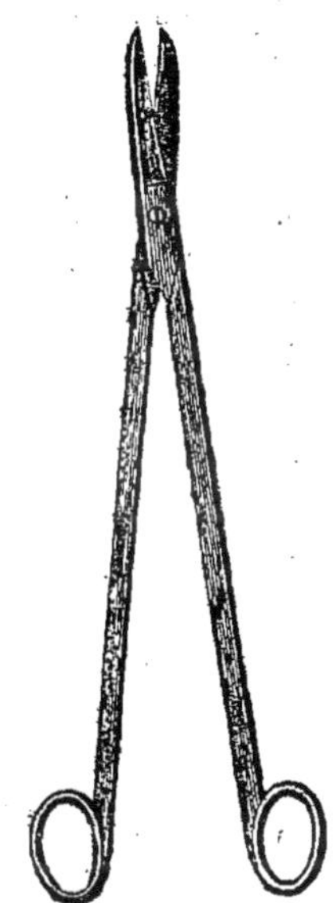

Fig. 3. — **Ciseaux de P. Dubois.**

sissant un crochet mousse de la main droite, il le glisse sur la main introduite, et le fait pénétrer jusqu'au cou de l'enfant sur lequel il tâche de le fixer. Puis alors, retirant la main gauche, il saisit le crochet et le bras à deux mains

(1) P. Dubois. Embryotomie, Dictionnaire de méd., t. XI, 1835.

(2) Chailly-Honoré. Traité pratique de l'art des accouchements. Paris, 1867, 5e édit., p. 844.

et il exerce des tractions assez énergiques, dans le but d'abaisser autant que possible le cou de l'enfant.

« Lorsque le cou lui parait assez bas pour être accessible à l'instrument tranchant, il confie le manche du crochet à un aide, qui est chargé de le maintenir solidement; puis il réintroduit la main gauche dans les parties génitales et va fixer l'extrémité des doigts sur le point où il veut opérer la section du cou.

« Cela fait, il saisit de la main droite les grands ciseaux courbes sur le plat; il les glisse sur la main gauche jusqu'aux téguments du fœtus, qu'il incise petit à petit, en écartant très-peu les lames de l'instrument, précaution indispensable pour ne pas risquer de comprendre les parties de la mère dans les mors des ciseaux.

« C'est ainsi, dit Chailly-Honoré, que j'ai vu P. Dubois pratiquer la section du cou et non en fixant le cou de l'enfant avec la main en forme de crochet; car il est tout à fait impossible d'abaisser assez le cou avec la main seule pour pouvoir en opérer la section. Je ne suis pas surpris que Cazeaux n'ait pas pu réussir en employant ce procédé. »

Paul Dubois dit : « Dans cette manœuvre délicate et difficile, parce qu'elle s'exerce sur des parties très-profondément situées et au milieu d'organes qui doivent être scrupuleusement garantis et respectés, la main gauche et le doigt qui entoure le cou, ne doivent pas un seul instant abandonner l'instrument; ils doivent, au contraire, rendre le compte le plus fidèle de sa marche et du progrès de la section. » (P. Dubois, Dict. de méd., t. XI, p. 313.)

M. Mattei a proposé, pour pratiquer l'embryotomie, de fortes cisailles qu'il nomme *endotome*. Les lames de l'endotome sont résistantes, courtes, tranchantes et recourbées en dedans; leurs extrémités sont aiguës. Les manches de l'endotome sont très-longs, ils sont entre-croisés comme les pinces à lithotomie. La longueur de l'endotome permet de le porter à une grande profondeur.

« Pour diviser le cou, le tronc ou les membres, lorsque la chose est nécessaire, je n'ai pas besoin d'une foule d'instruments qu'on a proposés, plus compliqués et dangereux les uns que les autres. Mon endotome me permet de faire ces opérations de la manière la plus prompte et la plus sûre. Cet instrument pourra même servir aux résections osseuses et à d'autres opérations chirurgicales. » (1).

Les ciseaux de P. Dubois et l'endotome de M. Mattei, sont de véritables embryotomes-ciseaux : ils n'agissent qu'en sectionnant les tissus. L'embryotome de Lazarewitch réunit les usages des pinces et des ciseaux. On l'emploie, en effet, comme sécateur et comme tracteur.

Embryotome de Lazarewitch (2). — Il y a quinze ans que Lazarewitch a inventé cet instrument. Nous en donnons la description, d'après l'auteur lui-même, et d'après un modèle que nous avons sous les yeux.

L'embryotome de Lazarewitch (fig. 4) est long de 34 centimètres.

Il se compose d'un tube en acier, entouré à sa partie inférieure par un manche en bois, et terminé à sa partie supérieure par une pièce carrée et creuse. Celle-ci se continue par sa face inférieure avec le tube : deux de ses faces latérales sont formées par des plaques métalliques ; les deux autres sont échancrées ; sa face supérieure livre passage aux lames tranchantes de l'embryotome.

On introduit dans le tube une tige terminée à sa partie inférieure par un pas de vis. L'extrémité supérieure de la

(1) Mattei. Mémoire sur de nouveaux instruments pour opérer l'embryotomie. Bulletin de l'Académie de médecine de Paris, 1864.

(2) Lazarewitch. Cours d'accouchements. Charkow, 1879, t. II, traduit du Russe.

tige est arrondie et reçue dans une cupule dont est creusé un fer à cheval en acier qui la surmonte. Ce fer à cheval est contenu dans l'intérieur de la pièce carrée. La tige peut tourner autour de son axe longitudinal, indépendamment

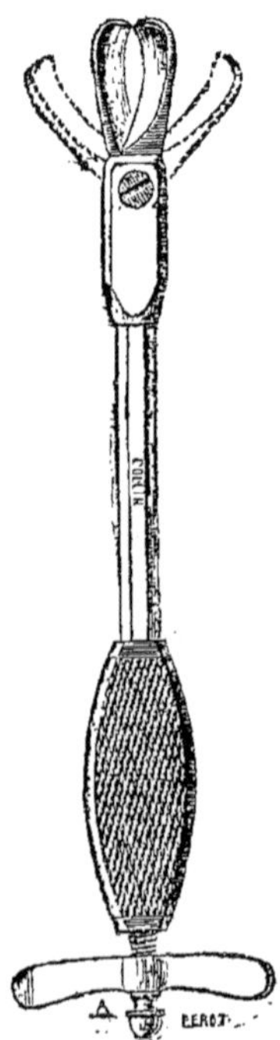

FIG. 4. — Embryotome de Lazarewitch.

du fer à cheval, qui est mobile de haut en bas et de bas en haut, mais auquel on ne peut pas imprimer de mouvements de rotation. Les deux branches du fer à cheval s'écartent de bas en haut et forment une fourche.

L'extrémité inférieure de la vis est logée dans une olive ; la vis est entourée un peu plus haut, par un écrou fixe, à ailes. Lorsqu'on met en mouvement la vis, en tournant l'écrou, la tige monte dans l'instrument et pousse le fer à cheval, dont les branches embrassent alors les bords externes des lames tranchantes.

Ces lames sont longues de 4 centimètres et demi.

Elles émergent de la pièce carrée, dans laquelle elles sont fixées par une vis rivée sur les plaques de la pièce carrée ; elles sont fortes et recourbées en dedans, en forme de bec ; leur bord externe est large ; leur bord interne est concave et tranchant ; leur extrémité supérieure est aiguë ; leur extrémité inférieure est contenue dans l'intérieur de la pièce carrée, elle est arrondie et percée d'un trou. Autour de ce trou, il y a une excavation cylindrique, dans laquelle on loge un ressort plat, enroulé sur lui-même, qui écarte par son élasticité les lames tranchantes l'une de l'autre. Lazarewitch nomme ces lames tranchantes, *le compresseur*.

Les lames du compresseur sont rapprochées ou écartées l'une de l'autre par le mécanisme suivant : lorsqu'on tourne l'écrou de gauche à droite, la tige et le fer à cheval montent dans l'embryotome. A mesure qu'il s'élève, le fer à cheval presse sur les bords externes des lames et les rapproche d'autant plus qu'il monte davantage. Le compresseur sera serré au maximum, lorsque la partie la plus étroite du fer à cheval sera appliquée sur le bord externe de ses lames. Les extrémités aiguës de celles-ci seront alors fortement serrées l'une contre l'autre, mais il restera un vide entre leurs bords concaves et tranchants. Le compresseur ressemble à une pince de homard ou à celle d'un crabe de mer. « Les branches du compresseur, dit Lazarewitch, doivent être courtes et bien courbées ; elles ont ainsi une force énorme et la propriété de saisir les parties convexes et même les parties unies. J'ai construit des compresseurs de formes variées, mais je trouve très-suffisants ceux que je viens de décrire. »

Lazarewitch se sert de son embryotome pour agir sur toutes les parties du fœtus. Il sera utile de faire connaître le manuel opératoire complet de cet instrument ingénieux et original; c'est pourquoi nous ne nous bornerons pas à décrire son emploi dans les présentations de l'épaule.

Lazarewitch dit : « Avec les doigts de la main gauche, on conduit dans le vagin l'instrument dont les branches sont alors rapprochées. On fait alors tourner l'écrou, et les branches s'écartent tout à fait et s'appliquent fortement à la surface de la tête, dans la direction de la fontanelle (présentation du sommet). Puis on soutient l'instrument avec une main, près de la tête et sans bouger. Avec l'autre main, on tourne l'écrou. Les branches du compresseur se rapprochent, s'enfoncent dans la tête, et font un pli à la peau. Elles saisissent et incarcèrent le pli de la peau, l'os, les méninges, et pénètrent jusqu'au cerveau. Lorsque les branches seront bien rapprochées, on tournera l'instrument autour de son axe longitudinal, ou bien on le tirera tout simplement en bas. Les parties saisies seront alors déchirées, et il se formera une vaste ouverture qui conduira dans la cavité crânienne. Par cette ouverture, le cerveau peut être très-facilement détruit et extrait avec un ou deux doigts.

Pour réduire plus encore la tête, il faut saisir fortement avec le compresseur, un des pariétaux, en introduisant une des branches sous la peau et l'autre sous l'os. Lorsque l'os a été bien saisi, on l'extrait en tournant l'embryotome autour de son axe longitudinal, ou en le tirant en bas. On peut extraire de cette façon les pariétaux, les temporaux, les frontaux et l'occipital.

Après cela, il ne reste que la base du crâne, avec le cuir

chevelu, qui forme une sorte de bourse. Dans ces cas, l'embryotome agit comme un perforateur et comme un crânioclaste.

Après avoir diminué le volume de la tête, on peut laisser agir la nature, si les douleurs sont suffisantes pour terminer rapidement le travail de l'accouchement. Dans le cas contraire, il faut essayer de terminer promptement l'extraction du fœtus par des moyens artificiels. Lorsque la tête est réduite, qu'elle est placée assez haut, et que le fœtus est mobile, on peut faire la version podalique. Si le fœtus n'est pas mobile, on peut saisir la tête avec la main et retirer ainsi le fœtus. Ou bien, on appliquera l'embryotome sur la base du crâne, et on s'en servira pour extraire le fœtus. Les différentes sortes de crochets et de forceps employés pour saisir et pour extraire la tête perforée sont le plus souvent incommodes ; en outre, leur emploi n'est pas sans danger. Ils peuvent, en glissant, léser les parties molles de la mère.

Avec l'embryotome, on peut saisir facilement un os sous les téguments du crâne, et le retirer ainsi. Si, par hasard, l'instrument glisse, ou qu'un os se détache, cela ne peut pas être la cause de grands dangers, parce que mon embryotome n'a pas en dehors de parties tranchantes. On peut le faire pénétrer dans la cavité crânienne par l'ouverture qui a été faite, saisir une partie quelconque des inégalités de la base et détruire la totalité des os de la base du crâne, on peut pratiquer ainsi la *crânioclasie interne*. Il ne m'est pas encore arrivé de la faire. »

Il dit (page 821) : « Lorsque l'épaule est engagée profondément, le cou devient accessible. La décapitation est pratiquée très-facilement avec mon embryotome. On attirera en bas le bras procident, du côté opposé à celui que la tête occupe, et on le confiera à un aide.

« On conduit l'instrument avec la main correspondante au côté que la tête occupe. On introduit les branches du compresseur jusqu'au cou, puis on les écarte et on saisit le cou entre elles. Alors, en tournant et en tirant l'instrument en bas, on déchire les parties qui ont été saisies. On n'enlèvera pas l'embryotome, mais on l'appliquera encore une fois sur la partie du cou qui n'a pas encore été déchirée, et on fera la même manœuvre.

« La tête se détache ordinairement du tronc, à la troisième application de l'instrument. Il est facile de sectionner ainsi les vertèbres cervicales.

« Après la décollation, on dégage le tronc en l'attirant au moyen du bras procident. En comprimant l'utérus par le ventre, on rapproche la tête du vagin ; puis on saisit ce qui reste du cou avec le compresseur de l'embryotome, et on extrait la tête en tirant sur l'instrument. »

Il ajoute : « Dans les présentations du siége dans le diamètre oblique, le fœtus comprimé s'engage tout à fait dans le canal pelvien. Dans ces cas, le côté du fœtus se rapproche de la vulve, et je fais alors la spondylotomie.

On conduit l'embryotome sur les doigts de la main et on applique ses branches sur le côté du fœtus. En les rapprochant à l'aide de la vis, je saisis une grande partie du fœtus ; je tourne alors l'instrument sur son axe longitudinal, et les parties molles saisies sont ainsi déchirées. En appliquant plusieurs fois l'embryotome, on divise toutes les parties molles et on parvient aussi à sectionner la colonne vertébrale. Après cela, on extrait le tronc en tirant sur la main procidente, puis on retire la tête. »

Lazarewitch fait un éloge pompeux de son embryotome. Il dit : « Les avantages de mon instrument sont les suivants : il n'est pas coupant, pas piquant ; il ne lèse ni les parties molles de la femme, ni la main de l'opérateur. Il saisit le cou en bas, ce qui est plus facile que d'appliquer les crochets au-dessus de lui. Il est si solide qu'il déchire les parties du fœtus sans se détériorer. Il sert aussi à extraire la tête et le tronc qui restent dans l'utérus. On fait l'ouverture de l'abdomen et son éviscération, quand le corps du fœtus a un volume énorme et quand il y a des monstruosités qui empêchent le dégagement du fœtus. La perforation du thorax et de l'abdomen se fait facilement avec mon embryotome.

« La possibilité de déchirer, de perforer ou d'arracher, avec mon instrument, n'importe quelle partie du corps du fœtus, justifie à tous points de vue le nom d'embryotome que je lui ai donné. A l'aide de cet instrument, on peut perforer, écraser et réduire la tête On peut aussi, avec lui, extraire avec le tronc la tête réduite, et extraire aussi la tête après la décollation. Il sert à faire la décollation, la section du tronc en deux, la brachiotomie, et enfin l'ouverture du thorax et de l'abdomen. »

M. Tarnier adresse au procédé des ciseaux les critiques suivantes : « Les parties molles du cou sont difficiles à couper, à plus forte raison les obstacles augmentent quand les ciseaux arrivent à la colonne vertébrale ; il faudra donc s'efforcer d'engager la pointe des ciseaux dans l'épaisseur d'un disque intervertébral et tantôt en coupant, tantôt en dilacérant, on finit par séparer le rachis en deux tronçons. Quoi qu'on fasse, la décollation est une opération laborieuse qui demande toujours beaucoup de temps ; on s'armera donc de patience et de résolution, avant de l'entreprendre. On a conseillé, il est vrai, de broyer le rachis avec le céphalotribe, avant de faire agir les ciseaux, mais la section n'en est guère plus facile. » Il dit plus loin : « Il arrive quelquefois que le cou est fort élevé, presque inaccessible et qu'on ne peut pas l'embrasser pour le diviser ; on est alors obligé d'agir sur le tronc, comme l'a conseillé Davis, et de le sectionner, au lieu du cou, en suivant le même procédé et en s'astreignant aux mêmes précautions. Cette section est encore plus laborieuse que la décollation, parce que l'épaisseur des parties est encore plus considérable, et que les ciseaux sont à chaque instant arrêtés par la résistance des petits arcs osseux des côtes. »

P. Dubois, qui employait ce procédé avec une grande habileté, disait lui-même que cette manœuvre était délicate et difficile, que les organes devaient être scrupuleusement garantis et respectés.

Il serait inutile de citer l'opinion des auteurs qui parlent de ce procédé : nous dirons seulement que la plupart des accoucheurs reconnaissent aujourd'hui, que la décollation et à plus forte raison la section du tronc, pratiquées avec les ciseaux, sont des opérations laborieuses, pénibles, difficiles et délicates. Le mot (délicates) est un euphémisme : on devrait dire dangereuses. En effet, que P. Dubois et M. Depaul, qui ont pratiqué souvent la décollation au moyen des ciseaux, n'aient pas lésé les parties maternelles, en se servant de cet instrument défectueux, cela ne nous surprend pas trop. Mais tout médecin, même celui qui ne fait pas spécialement des accouchements, peut être appelé à pratiquer l'embryotomie, et, s'il n'a pas à sa disposition un moyen simple, rapide et inoffensif pour lui et pour la mère, il reculera devant une telle opération, et il laissera souvent à la nature le soin de faire succomber la femme.

On nous objectera peut-être que nous obscurcissons notre tableau. Il n'en est rien ; nous répondrons à cela, que les observations d'embryotomie, publiées par des médecins non accoucheurs sont très-rares. Les observations de décollation ou de section du tronc du fœtus, au moyen des ciseaux, sont dues, presque toutes, à P. Dubois et à M. le professeur Depaul. Ces deux maîtres ont eu des succès nombreux en employant ce procédé. Mais leurs succès n'ébranlent pas les critiques que nous avons faites à un point de vue général. Nous le répétons ; les ciseaux sont dangereux, lorsqu'ils sont employés par un praticien qui n'a pas une grande habitude de s'en servir, et c'est peut-être pour cette raison, que les observations publiées par les médecins de province sont si rares.

Nous pensons que l'endotome de M. Mattei, est inférieur aux ciseaux de P. Dubois, pour couper les parties molles, mais qu'il sectionnerait plus facilement la colonne vertébrale.

Nous croyons que l'embryotome de Lazarewitch devrait être expérimenté, et qu'il rendrait peut être de grands services dans les rétrécissements extrêmes, lorsque le sommet ou le tronc du fœtus se présentent. Cet instrument est peu volumineux, et il serait facile de l'introduire dans les rétrécissements les plus prononcés. On pourrait ainsi procéder à une véritable dissection intra-utérine du fœtus, et extraire successivement les diverses parties détachées. Cette opération serait sans doute très-longue et très-laborieuse ; mais elle donnerait peut-être de bons résultats. Lazarewitch dit qu'il a employé son embryotome souvent et avec succès.

Dans les rétrécissements légers et moyens et lorsque le bassin est normal, nous préférons la ficelle-scie pour pratiquer la décollation ; c'est un procédé plus rapide et qui nous paraît moins dangereux pour la mère.

On comprend facilement que la section complète du tronc du fœtus doit être une opération extrêmement longue, laborieuse et difficile, lorsqu'elle est pratiquée au moyen de l'embryotome de Lazarewitch.

Lorsque la section du cou ou du tronc est presque terminée, nous nous demandons, en outre, si l'opérateur est sûr de ne pas dépasser avec les branches du compresseur la limite des tissus qu'il veut diviser.

§ 3. — *Embryotomes-scies.*

Nous désignons sous le nom d'embryotomes-scies, les instruments d'embryotomie dont la partie active est une scie. Ils sectionnent les tissus, grâce à des mouvements de va-et-vient que l'on imprime à la scie. On a proposé pour faire la décollation, l'embryotome de Jacquemier, la scie à chaîne, l'écraseur linéaire, les fils de fer et de laiton, les ressorts de montre, les cordes à boyau, les fils de clavier, les ficelles de lin, de soie, ou de chanvre ; nous proposons nous-même, des scies nouvelles, la ficelle-scie, le fil de fer-scie et la ficelle de soie-scie. Nous décrirons, d'abord, les instruments destinés à faire passer ces différentes scies autour du cou du fœtus.

Jacquemier (1) a répondu aux objections adressées aux crochets tranchants, en faisant construire en 1861, un crochet dans lequel on fait mouvoir deux scies : l'une pour couper les parties molles ; l'autre, pour sectionner la colonne vertébrale.

Embryotome de Jacquemier (fig. 5). Cet appareil se compose des pièces suivantes : 1° Un crochet mousse creusé dans toute son étendue d'un canal à rainure, dans le sens de sa courbure ; 2° une tige fixée sur un manche, par une vis ; cette tige glisse librement dans le canal du crochet, et se termine par une série de lames articulées, dont la convexité fait saillie à travers la rainure du crochet ; 3° une

(1) Bulletin de l'Académie de médecine de Paris, p. 157, 1861.

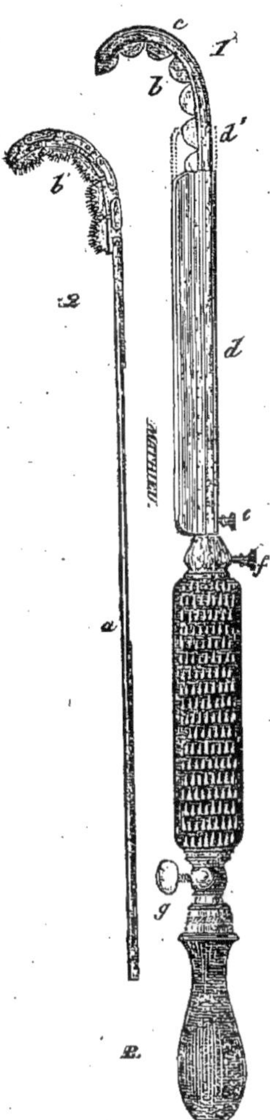

FIG. 5. — Embryotome de Jacquemier.

seconde tige qui peut, sans qu'on déplace le crochet, remplacer la première, portant, au lieu de lames convexes, des chainons de scie évasés en dehors, de manière à former une large voie, dans laquelle la partie recourbée du crochet, aplatie à cet effet, peut s'engager facilement; 4° une gaîne mobile, que l'on peut faire glisser jusqu'à la naissance de la courbure du crochet, et qui met à l'abri des lames convexes ou des dents de la scie, la vulve, le vagin, l'orifice utérin, etc.

On peut, par une disposition particulière, faire saillir à volonté, la lame terminale au bout du crochet, et le transformer en un crochet aigu, pour le cas où il serait impossible de le porter sur le cou, et où l'on voudrait agir sur le tronc, diviser la colonne vertébrale, le sternum, etc.

En saisissant d'une main le manche du crochet, que l'on tient immobile, et de l'autre, le manche de la tige, on peut faire exécuter des mouvements rapides de va-et-vient aux lames ou à la scie, et diviser les parties embrassées dans la concavité du crochet.

Le cou de l'enfant étant saisi par le crochet mousse, on introduit dans sa rainure, les lames articulées, qui divisent les parties molles jusqu'aux os. On retire alors ces lames et on les remplace par les chaînons de scie qui sectionnent le rachis; les parties molles restantes du cou, sont, à leur tour, coupées par les lames articulées qu'on fait jouer pour la seconde fois dans la rainure du crochet.

Il résulte d'expériences nombreuses sur le cadavre, que le crochet n'est pas exposé à être faussé, ni la tige armée, à sortir de sa gaine. La tige à lames convexes divise facilement les parties molles, tandis que la scie à large voie ne divise que lentement les parties osseuses. Cette partie de l'opération exige un exercice préliminaire et l'habitude de se servir d'une scie concave, ayant à diviser en même temps des parties molles et des parties dûres dans des conditions peu favorables.

Le point important, est de ne point exagérer la pression exercée avec la main qui fixe le crochet et le tient immobile sur les parties embrassées dans la concavité.

M. Tarnier disait, en 1870, de cet embryotome: « De tous les instruments à rachiotomie, le crochet de Jacquemier est le plus parfait. Malheureusement cet instrument est assez compliqué et d'un prix élevé. » (Tarnier, loco citato).

Em. Bailly dit (1): « Cet instrument n'a point encore été employé, que je sache, sur la femme vivante et la sanction de la pratique lui fait défaut; mais la commodité de son emploi sur le cadavre, la facilité avec laquelle on divise le rachis et les parties molles qui l'entourent, ne nous permet pas de douter qu'il ne donne des résultats satisfaisants sur le vivant, et que les accoucheurs ne trouvent en lui une ressource précieuse pour les cas difficiles dont il est ici question. Il rendra la décollation du fœtus possible ou même facile, dans les cas où l'application du crochet mousse ne rencontre pas de difficultés insurmontables. »

Nous verrons que dans les cas où le crochet mousse peut être appliqué sur le cou du fœtus, nous avons aujourd'hui à notre disposition un moyen plus sûr, plus rapide et plus simple, la ficelle-scie.

Crochet-scie de Van der Eecken (2), Cet instrument se compose de deux tubes et d'une scie à chaîne. Le premier

(1) Em. Bailly. Nouveau Dict. de méd. et de chir. pratiques. Paris, 1872, p. 290.

(2) Hyernaux. Traité pratique de l'art des accouchements. Bruxelles, 1866.

tube est recourbé en forme de crochet mousse à son extrémité supérieure. La partie recourbée, est fendue sur sa concavité. On introduit une scie à chaîne dans le canal de ce tube. L'extrémité supérieure de la scie à chaîne est fixée à un bouton, qui glisse à frottements doux, dans l'orifice qui termine le crochet. L'extrémité inférieure de la scie sort par l'extrémité inférieure du tube. Après l'avoir armé de la scie à chaîne, on applique le crochet en avant du cou de l'enfant, et, lorsque le bouton est accessible, on le saisit et on le tire au dehors, lui et une certaine lonlongueur de la scie. On introduit alors cette extrémité de la scie dans le second tube, qui sert de conducteur et de protecteur. On pousse celui-ci dans les parties maternelles et l'on essaie de le fixer à l'extrémité du crochet pour former un tout continu. La scie à chaîne sort par la fente du crochet et s'applique sur le cou du fœtus. On opère la section, en laissant l'instrument en place : les parties maternelles sont ainsi protégées.

Hubert, de Louvain, dit au sujet du crochet mousse de Van der Eecken (1) : « Mais cet instrument marche assez mal et il coûte trop cher pour les services qu'il peut rendre. Aussi ne le trouve-t-on que dans les collections universitaires. »

Crochet de Kilian (2). Il diffère de celui de Van der Eecken, en ce qu'il n'a pas de tube protecteur.

Crochet de Mathieu (fig. 6). C'est un tube creux, recourbé à son extrémité supérieure et entouré en bas par un man-

(1) Hubert (de Louvain) père. Cours d'accouchements. Louvain, 1869.

(2) Kilian. Armamentorium lucinæ novum. Bonn, 1856, tabl. 43, figure 1.

che. Le tube est fendu dans toute sa longueur. Lorsque le crochet a été passé autour du cou de l'enfant, l'opérateur

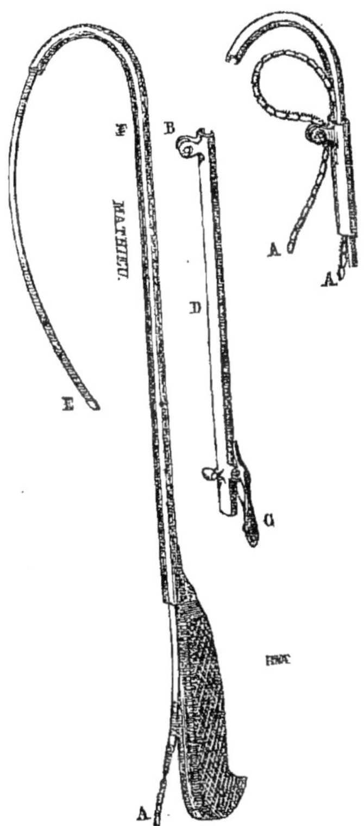

Fig. 6. — Crochet de Mathieu.

pousse dans l'instrument une baleine. Lorsque celle-ci est accessible, on y fixe une scie à chaîne, on la retire et la scie à chaîne sort par la fente de l'instrument et s'applique sur le cou du fœtus. On fait alors glisser sur le tube et le plus profondément possible, une gaîne protectrice. Celle-ci présente près de son extrémité supérieure un bouton dont la base est fendue. On introduit dans cette fente l'une des extrémités de la scie à chaîne ; l'autre extrémité de celle-ci est contenue dans le tube et sort près du manche de l'instrument. On fait alors maintenir le crochet par un aide, et l'on fait exécuter à la scie à chaîne des mouvements de va-et-vient.

Crochet de Heyerdahl (de Bergen, Norwége). Nous en donnons la description d'après Kidd. Il dit (1) : «Heyerdahl a inventé, en 1855, un instrument qui se compose d'une tige creuse, pourvue d'un manche à son extrémité inférieure. Il a 35 centimètres de long. L'extrémité supérieure du tube est recourbée et forme environ un tiers de cercle. On passe dans l'instrument, un fil métallique, on y fait un nœud qui clôt l'orifice supérieur du tube. Le fil métallique est poussé hors de l'instrument, au moyen d'un bouton qui glisse dans le manche.

Lorsque le crochet a été passé autour du cou de l'enfant, on fait saillir le fil métallique, au-dessus et en arrière du cou. On peut alors fixer une ficelle autour du nœud du fil métallique, et, en retirant la ficelle, on forme une anse autour du cou. Puis avec la ficelle, on fait passer une chaîne (chain) ou un fil métallique (wire) avec lesquels on opère la section. »

D'après Aubenas (2), l'appareil de Heyerdahl et Kieru..

(1) Kidd. The Dublin Quartely Journal of medicine science, may 1871. — Catalogue of instruments exhibited at the conservatione of the obstetrical Society of London.

(2) Traité pratique de l'art des accouch. par Nægele et Grenser. Annoté par Aubenas. Paris, 1869, p. 380.

(1856), est destiné à la section des parties fœtales au moyen d'une ficelle de chanvre ou de soie. Il ajoute que Faye emploie la scie à chaînette pouvant être remplacée au besoin par un ressort de montre ou un fil de laiton.

Après avoir décrit le procédé de la ficelle, M. Pinard dit(1) : « Un procédé semblable avait déjà été employé plusieurs années auparavant, par quelques accoucheurs, et en particulier par Heyerdahl, Faye et Hoffmann, ainsi que M. Hyernaux le rappelait tout récemment.

Du reste, Hohl (2) disait déjà en 1857 :

Pourquoi un instrument tranchant, un fil à lier, une corde à boyau, un fil de clavier, ont suffi à Heyerdahl, Faye, Hoffmann, à couper os et parties molles ?

Et plus loin : Mais une corde à lier double et quadruple cassa plusieurs fois ; la corde de clavier ne peut réussir ; quant à la corde à boyau, elle ne prend pas, parce qu'elle est trop lisse et trop humide. On n'a réussi, dit-il, que lorqu'on agissait sur des cadavres pourris, et non sur des enfants à terme, bien constitués et morts récemment. La section ne peut être qu'oblique. Si on porte le fil sur le cou, il coupe clavicule et omoplate ; si on le porte sur le tronc, il coupera en biais. L'opération est difficile au dernier chef et même impossible.

M. Pinard ajoute : « Il est probable que si Hohl avait eu une plus entière connaissance du procédé, il ne l'aurait pas raillé de cette façon, car il a donné dans plusieurs circonstances de très-brillants résultats. La difficulté, nous l'avons déjà dit, réside dans l'introduction du lien en arrière. »

On ne doit pas, à notre avis, comprendre dans le même

(1) A. Pinard, loc. cit., p. 99.
(2) Deutsch Klinik, 3 oct. 1857.

procédé d'embryotomie, ces divers moyens, qui sont loin d'avoir la même valeur.

Procédé de la ficelle de M. Pajot (fig. 7) (1). — Après avoir passé en revue quelques procédés d'embryotomie,

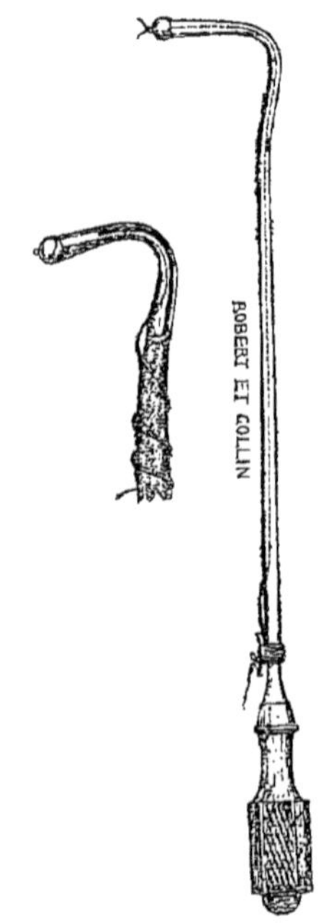

Fig. 7. — Crochet de M. Pajot.

M. Pajot dit : « Je me suis efforcé d'arriver au même but,

(1) Pajot. Archives générales de médecine. De la présentation de l'épaule dans les rétrécissements du bassin et d'un nouveau procédé d'embryotomie. Paris, 1865.

sans instrument nouveau et par un moyen qui, à défaut d'autre mérite au moins, aura celui d'exciter la surprise chez les accoucheurs qui voudraient bien l'expérimenter. Avec un lien formé par une forte soie, ou, ce qui est mieux encore parce que cela est plus commun et se trouve partout, avec un lien formé par le gros fil, connu vulgairement sous le nom de fouet, on peut opérer la section du fœtus en moins d'une minute, et sans aucun danger de blesser les organes maternels. Restent les moyens d'arriver à placer ce fil. Dans aucun des rétrécissements extrêmes que j'ai pu observer, il ne m'a été impossible de passer un crochet mousse ; dans les cas de rétraction excessive, où la main ne peut pas pénétrer, le crochet mousse passe et assez facilement.

« Or, pour ne pas augmenter le nombre des instruments nouveaux, je me suis contenté de faire creuser dans le crochet mousse du forceps, une rainure destinée à recevoir un fil auquel est attachée une balle en plomb trouée, qui, par sa forme et son poids, amènera le lien jusqu'à la main de l'opérateur.

« Le crochet mousse étant placé sur le col du fœtus comme pour l'embryotomie ordinaire, si la compression des parties empêchait la balle de trouver un passage, une simple pression avec le doigt ou une tige mousse exercée sur le fœtus, déterminerait immédiatement une sorte de gouttière dans laquelle la balle viendrait elle-même s'engager. Mon collègue et ami M. Tarnier, qui a été témoin des expériences, a proposé une grande sonde de Belloc pour le passage du fil. Sauf l'inconvénient d'un instrument spécial, car la sonde ordinaire de Belloc n'a pas assez de longueur, l'idée est absolument bonne.

« Une balle de plomb se trouve partout, et il est facile de la percer. Une fois le fil placé et les deux bouts saisis par la main de l'opérateur, le crochet mousse est retiré, les deux chefs du fil sont engagés dans un spéculum en bois ordinaire qui est appliqué dans le vagin pour protéger les parties maternelles contre les atteintes du fil (1) ; l'accoucheur, saisissant les deux chefs, les enroule séparément autour de chacune de ses mains, jusqu'à ce qu'elles soient environ à 25 centimètres de la vulve ; tirant alors fortement en bas sur chaque chef de fil, l'un après l'autre, il exécute des mouvements de va-et-vient rapides, et opère, en sciant, la section du cou du fœtus en quelques secondes.

« Ce procédé est également applicable dans les cas où la région cervicale est inaccessible ; le lien parvient aussi à diviser le tronc du fœtus dans les régions comprises entre les crêtes iliaques et la pointe de l'omoplate. Mais, comme les parties fœtales sont ici beaucoup plus épaisses et plus résistantes, l'opération demande, en général, de quatre à cinq minutes.

« Tel est le nouveau procédé que je propose de substituer à l'embryotomie ordinaire. Ses avantages seraient, je crois, de ne point nécessiter l'emploi d'un instrument spécial, de s'exécuter sûrement, facilement et rapidement à l'aide d'un moyen que le praticien éloigné des grands centres trouvera toujours sous la main, et de substituer une manœuvre simple et d'une innocuité complète pour la mère, à une opération longue, difficile et dangereuse que les accoucheurs, même les plus habiles, ne pratiquent pas sans une certaine hésitation. »

Plusieurs accoucheurs étrangers, et entre autres M. Hyer-

(1) Dans les cas où l'opérateur n'aurait pas de spéculum, deux manches de cuiller à soupe, chauffés et graissés, seraient introduits de chaque côté du vagin et confiés à deux aides. Cela suffirait pour éloigner des fils les parois vaginales.

naux, revendiquaient en faveur de Heyerdahl et de Kierulf la priorité du procédé de la ficelle. M. le professeur Pajot a écrit à ce sujet la lettre suivante, dans laquelle il fait connaitre qu'il a découvert et expérimenté le procédé de la ficelle dès 1853-54, et qu'il l'a décrit dans ses cours avant de le publier. Il établit, en outre, que le procédé de la section rapide des tissus avec un fil, n'est autre que la *serscission* de Ph. Boyer.

*A M. le D^r^* LEBLOND, *secrétaire des Annales de gynécologie.*

Mon cher ami,

Un honorable tocologue belge, encore inconnu à Paris, il y a quelques mois, nous révéla dernièrement son existence par une attaque très-injuste et fort venimeuse contre l'un de nos plus estimés collègues, M. Tarnier.

Je suis pourtant parvenu à découvrir que ce tocologue, peu confraternel, est l'auteur d'un Traité d'accouchements « enrichi de descriptions... » (sic).

Aujourd'hui, l'agresseur de M. Tarnier publie les lignes suivantes à propos du procédé d'embryotomie à la ficelle.

« Pour des motifs qu'il est superflu de rappeler ici, et que tout praticien sait apprécier, j'ai choisi ce dernier mode de délivrance à exécuter d'après la méthode de Heyerdahl, comme étant la plus simple et la plus expéditive et celle qui m'a réussi plusieurs fois déjà. Vous remarquerez, Messieurs, que je dis la méthode de Heyerdahl et non pas celle de M. Pajot, comme on l'a écrit généralement et comme moi-même, ignorant alors qu'il en était autrement, je l'écrivais en 1866. C'est que je veux rétablir, sans aucune idée d'ailleurs d'une insinuation quelconque, un droit de priorité en faveur du chirurgien de Bergen, qui fit connaître le procédé de la décollation à la ficelle dès 1856, tandis que l'habile accoucheur de Paris, auquel revient incontestablement l'honneur de l'avoir vulgarisé, ne l'a imaginé qu'en 1863. »

Mon savant et honorable ami M. Tarnier a été doué par le ciel (comme on dit dans les facultés pontificales) d'une douceur de réplique que je lui ai toujours enviée, sans espérance de l'avoir en partage.

Notre confrère belge ne sera donc pas surpris si ma réponse manque d'émollients et d'anodins.

D'accord en accouchements, M. Tarnier et moi, nous différons d'avis en thérapeutique. Je ne traite pas le venin par les cataplasmes.

Ainsi je dis d'abord, pour parler comme l'auteur du Traité « enrichi », que le tocologue belge a perdu là une jolie occasion de s'épargner à la fois, une erreur et une b...elle naïveté. J'espère le lui démontrer tout de suite.

Dans les premiers temps de mon agrégation (1853-54), il m'arriva de me couper gravement la main en tirant brusquement sur un fil de soie. Frappé de la puissance de section d'un simple fil, je fis quelques essais sur des portions de cadavre. Ces tentatives ne réussirent point. Les fils cassaient. Reprenant cette étude d'une autre façon, j'expérimentai successivement tous les genres de liens connus, chanvre, lin, coton, soie, fils métalliques simples, en fer, en cuivre, en laiton, tordus ensemble, cordes à boyaux, cordes métalliques, etc.; et enfin, je donnai la préférence au fouet comme le plus puissant avec une résistance suffisante et le plus vulgaire.

Devant des auditoires tels, que notre aimable confrère belge n'en eut jamais que dans ses rêves, plusieurs milliers d'élèves m'avaient vu démontrer le procédé avant sa publication. Tous les hommes faisant de l'enseignement depuis longtemps, savent combien d'idées personnelles sont ainsi, chaque jour, semées au milieu de ces auditeurs de toutes les nations. Ils les emportent, et souvent les dénaturent, parfois aussi, ils les fécondent. Un norvégien et un prussien ont depuis revendiqué la priorité de ce procédé. Qu'ils l'aient imaginé de leur côté, cela est fort possible. Je l'ai bien trouvé du mien. Seulement que chacun dise, comme moi, comment il lui est venu. Il faut toujours un hasard pour ces trouvailles. Mais quant à la priorité réelle de l'idée, je suis heureux de saisir cette occasion pour mériter, une fois encore, la gratitude de l'habile tocologue bruxellois.

Je lui ai déjà appris le procédé, il en convient, puisqu'il me l'a attribué. Je lui ai appris de plus quel était le meilleur des liens. Je lui ai appris, par surcroît, différentes manières de l'appliquer. Si notre confrère belge était au courant, autant qu'il l'est peu, de ce qu'on enseigne à Paris, il saurait que, depuis près de dix ans, à chaque démonstration du procédé, je l'attribue à son véritable inventeur, et cet inventeur n'est ni un norvégien, comme le croit l'auteur du Traité « enrichi », ni un allemand, qui a pu le découvrir de bonne foi, quoique prussien, ni moi, qui l'ai trouvé sans connaître le travail de mon prédécesseur. En faisant quelques recherches sur un autre sujet, il y a une dizaine d'années, je fus très-surpris de trouver l'idée de la section rapide des tissus avec un fil, développée et appliquée par Ph. Boyer.

Non-seulement mon compatriote a décrit la méthode très-longtemps avant nous tous, mais il lui a donné un nom et un nom excellent. Il l'a appelée «serscission» sericus, scindo pour le Traité « enrichi ». Je désigne ainsi depuis, à la Faculté, l'embryotomie à la ficelle, en la rapportant, bien entendu, à Ph. Boyer, son père légitime, jusqu'à preuve contraire.

Maintenant, sans connaître le véritable auteur, ai-je, en appliquant la serscission à l'obstétrique, étudié ce mode opératoire plus complétement que personne? Mes recherches ont-elles contribué à répandre et à vulgariser ce genre de section? Mon gracieux confrère de Bruxelles, contraint d'avouer qu'il a appris ce procédé par moi, consent à me l'accorder. Ma reconnaissance ne finira qu'avec ma vie.

Voilà l'erreur démontrée. Passons à la... naïveté.

Notre habile confrère insinue qu'il ne veut faire aucune insinuation. Eh bien, s'il avait envie d'insinuer, il a vraiment eu tort de se gêner avec son serviteur. Aussi dirai-je à mon excellent confrère de Belgique : Insinuez, Monsieur, insinuez donc si cela peut vous être agréable. Et en quoi, je vous en prie, pourriez-vous m'atteindre? Après votre attaque à M. Tarnier, il vous est permis de dépasser l'insinuation. Vous pouvez aller jusqu'à la médisance. Qui voudrait s'en émouvoir? Le professeur Pajot est connu depuis trop longtemps à Paris par les élèves et les médecins. Vous n'arriveriez jamais à faire passer l'ancien collaborateur de P. Dubois pour un homme disposé à s'affubler de plumes de paon. On vous rirait au nez. C'est à peine, savez-vous, si vous parviendriez à persuader que le professeur de Paris fait le geai, même dans le pays ou le tocologue de Bruxelles fait loi, savez-vous. Donc insinuer, que vous ne ferez pas d'insinuation, est une grosse naïveté. Ce qu'il faut démontrer. Votre erreur, dirai-je en terminant à mon bienveillant confrère, m'aura cependant donné un dédommagement.

Si Ph. Boyer m'a devancé dans l'emploi de la serscission, je recueillerai du moins la gloire d'avoir fait une découverte dont la priorité, cette fois, ne saurait m'être contestée par personne. J'ai découvert votre Traité d'accouchements « enrichi » une perle.

Paris, 1876.

P. Pajot.

Le Dr Gyoux disait en 1859 (1) : « Les accoucheurs suédois passent un fil de soie autour du cou du fœtus au moyen d'une sonde de Belloc, et ce fil est manœuvré comme pour trancher du savon frais. Il paraît que la décollation s'opère bien. *M. Pajot a essayé avec succès sur des cadavres de fœtus.* »

On avait adressé souvent au procédé de la ficelle, le reproche d'être un moyen infidèle, de se rompre parfois, avant que la section du cou ne fût complète. M. le professeur Pajot a voulu détruire ces objections. Il dit que, pour éviter les échecs, il faut choisir du fouet *bis* et non *blanc*, et employer un tour de main qu'il décrit dans la lettre suivante.

Lettre à M. le Dr Dupuy *rédacteur en chef de la Gazette obstétricale.* (Paris, 1878, n° 22.)

On lit dans le dernier numéro de la Gazette obstétricale à propos d'embryotomie : « Ce procédé (la détroncation avec le fouet), a été proposé par divers accoucheurs, il y a une dizaine d'années déjà ; les premiers employèrent la scie à chaîne, mais, en fin de compte, on s'arrêta de préférence à la ficelle de fouet ; cependant celle-ci pouvant s'user et se rompre, lorsqu'au lieu de rencontrer un disque

(1) Gyoux. Des opérations destinées à diminuer le volume du fœtus. Thèse de doctorat. Paris 1859.

intervertébral, elle tombe sur une vertèbre ou sur un autre os, il ne serait pas mauvais d'avoir un rachiotome. »

Permettez-moi quelques rectifications. D'abord, il y a plus de vingt ans que j'ai démontré publiquement la possibilité de pratiquer la détroncation avec le fouet.

Tous les genres de liens, je les ai expérimentés. Je me suis arrêté au fouet comme au meilleur et au plus commun. Entre autres qualités, il a celle de ne pas se rompre : on se couperait les mains, si l'on tentait de le casser sans secousse brusque, et encore !

Mais il faut, pour éviter qu'il ne se brise jamais, remplir trois conditions sur lesquelles j'insiste. Elles ne paraissent pas très-connues.

1° Il faut employer du fouet *bis* et non *blanc*, comme on en trouve aujourd'hui dans le commerce ; le fouet bis est du lin naturel, le blanc du lin blanchi à la chaux.

2° Quand le fil arrive sur la colonne vertébrale (cela se sent tout de suite), il faut laisser glisser l'une des extrémités de ce fil dans une main, et faire arriver sur le fœtus une portion du fouet, qui n'ait pas encore servi à scier.

3° Quand cette portion neuve du fil est engagée dans le sillon déjà creusé jusqu'au rachis, on doit, avant de recommencer à scier, tirer lentement et fortement en bas. On luxe ainsi la colonne cervicale et le fil passe alors en sciant sans aucune difficulté. Les torons du fouet ne sont pas même entamés.

Plus de cinquante fois, cette démonstration publique a été faite sur un mort-né à terme. L'opération bien pratiquée, demande vingt à vingt-cinq secondes (comptées à la montre) pour la section fœtale, et l'on peut, en procédant comme je l'enseigne, répéter cette section sur trois ou quatre fœtus avec le même fil, sans parvenir à le rompre. Du moins, je n'ai jamais observé sa rupture. Je demande donc qu'on veuille bien expérimenter, en usant du tour de main dont je me sers.

(Pr Pajot.)

Observation I.

(Du docteur Kidd, de Dublin) (1).

Le 8 janvier, j'ai été appelé par le Dr Harley (de Baggot-Street),

(1) Kidd. Medical journal. Dublin, may 1871.

pour voir une pauvre femme, sur laquelle il me donna les renseignements suivants :

Elle avait eu six enfants ; elle avait toujours accouché difficilement, ce qui était dû à un rétrécissement du détroit supérieur du bassin. Quand il la vit pour la première fois, il y avait trois jours qu'elle était en travail. La main et le bras du fœtus étaient hors de la vulve, depuis 24 heures. Il avait introduit une main dans la cavité utérine, il avait saisi un pied qu'il avait amené dans le vagin. Il n'avait pas pu faire évoluer le fœtus.

Quand je vis cette femme, je trouvai le pied dans le vagin, là où le Dr Harley l'avait laissé. Je le saisis et j'essayai la version. Mais l'utérus était si exactement moulé sur l'enfant, que je ne pus compléter la version.

Comme les battements du cœur fœtal n'étaient plus entendus, je me décidai à faire la décollation. Je plaçai sans grande difficulté le manche du forceps de Pajot sur le cou ; mais il me fut impossible de faire tomber la balle de plomb. Je dus passer la main tout entière derrière le cou. Je rencontrai alors l'instrument, et je pus amener la balle qui entraîna la ficelle à sa suite.

Suivant les conseils de Pajot, j'introduisis un spéculum et je commençai à sectionner le cou. Après avoir exécuté des mouvements de scie pendant une minute et demie, la corde se brisa et je craignis que l'opération ne pût réussir. Je reconnus cependant que la plus grande partie du cou, y compris la colonne vertébrale, était divisée. J'essayai alors d'amener le pied en bas et de compléter la version. J'y suis parvenu sans aucune difficulté. La femme a guéri rapidement et complétement.

Observation II.

Présentation de l'épaule. Version podalique impossible. Décollation par Wasseige (1).

L. . (Jeanne), ménagère, née à Hal, domiciliée à Liége, rue Pierreuse, âgée de trente ans, est d'un tempérament sanguin. Réglée pour la première fois à 15 ans, ses menstrues ordinairement abondantes ont cessé au mois de février 1875.

(1) Bulletin de l'Académie royale de Belgique, t. X, 3e série, no 1, et du crochet mousse articulé par Wasseige. Liége, 1876, p. 18.

Cette femme a eu trois grossesses antérieures ; elles ont été physiologiques, elles se sont terminées régulièrement. La grossesse actuelle a été bonne. Elle est amenée à la clinique, le 3 décembre 1875, à trois heures après-midi ; elle nous dit que le travail a commencé la veille, à deux heures de relevée, et que les eaux se sont écoulées à six heures du soir. Par les moyens ordinaires, on conssate une présentation de l'épaule droite en première position, avec dégagement du bras. Le col est complétement dilaté, les bruits cardiaques ne sont plus perçus. La femme souffre depuis vingt-quatre heures, le liquide amniotique est complétement écoulé. Un lacs étant appliqué sur le bras, la version podalique est essayée ; elle est bientôt abandonnée en raison de l'application intime de l'utérus sur le produit. L'indication est précise, on doit pratiquer la décapitation. Nous choisissons le procédé de Heyerdahl, ou le procédé de la ficelle. Pour porter celle-ci sur le cou de l'enfant, nous allons nous servir de notre crochet mousse articulé, préalablement disposé pour pratiquer la section du cou ; pour cela, on visse à l'extrémité une petite bobine contenant un fil de soie enroulé sur un petit arbre.

Tout étant bien disposé, l'instrument est appliqué sur la partie à sectionner, ce qui se fait rapidement, et l'extrémité du crochet est reconnue derrière le pubis. L'œillet qui termine la petite bobine, et auquel le fil est attaché, est saisi sans la moindre hésitation, au moyen d'un petit crochet, à ce destiné, et amené à la vulve. Une ficelle est attachée à l'œillet, le crochet est redressé, puis retiré, la ficelle suit.

Puis après avoir garanti les parties maternelles contre l'action de la cordelette et avoir attaché à ses extrémités deux petites menottes, nous exerçons des mouvements de scie.

Une résistance inaccoutumée est observée, la ficelle peut porter sur une partie fœtale autre que le cou. Des mouvements de scie sont continués, mais bientôt la ficelle casse.

Au moyen de notre crochet, une nouvelle ficelle est placée et remplacée par la chaîne d'un fort écraseur. La section est alors rapidement terminée.

Quelques tractions faites sur le bras droit nous permettent d'entraîner le tronc. Le bras gauche reste avec la tête ; les causes de l'échec de la ficelle deviennent alors évidentes : en appliquant le crochet mousse articulé sur le cou, nous avons involontairement saisi, outre le cou, l'épaule gauche. Celle-ci est bientôt amenée, en même temps que la tête, par les manœuvres ordinaires.

Le fœtus, du sexe féminin, pèse 2 kilogr. et demi, auxquels on doit ajouter le poids d'une grande quantité de liquide qui était contenu dans le crâne et qui s'est écoulé pendant la section. En effet, l'enfant était hydrocéphale.

Après la délivrance, on administre préventivement le seigle ergoté ; il n'existe qu'un léger écoulement de sang. Mais une heure après, une hémorrhagie considérable se déclare, elle est bientôt arrêtée par les moyens ordinaires. Suites de couches bonnes. Sortie, le 17 décembre 1875.

Nous connaissons trois cas dans lesquels la décollation a été faite avec succès, au moyen du fouet par MM. Tarnier (1), Rey (2) et Fege (3).

Procédé de Kidd (4). — « La ficelle de fouet peut être passée très-facilement autour du cou de l'enfant, à l'aide d'un cathéter élastique, dans lequel on introduit un mandrin solide, ou mieux une sonde utérine. Le manche de la sonde utérine permet de diriger plus facilement l'extrémité du cathéter. Le cathéter doit être très-recourbé; il doit former le quart d'un cercle de 75 millimètres de diamètre.

« On saisit le cou de l'enfant avec le cachéter, puis, tout en maintenant le mandrin fixement en place, on pousse le cathéter en avant. La courbe du mandrin l'oblige à passer autour du cou. On pousse le cathéter, jusqu'à ce qu'il puisse être atteint facilement avec les doigts.

« On attache alors la ficelle au bout du cathéter et on la ra-

(1) Tarnier. Loc. citat.
(2) Rey. Bulletin général de thérapeutique. Paris, 1864, t. LXVII.
(3) Fege. Journal de médecine et de chirurgie. Paris, 1871.
(4) Dublin. Medical Journal, may 1871.

mène avec lui. On peut aussi introduire préalablement la ficelle dans le cathéter et en faire sortir une extrémité par l'œil du cathéter. L'opérateur saisit alors la ficelle, dès que l'extrémité du cathéter est accessible. Il retire le cathéter et la ficelle forme une anse autour du cou. On protége le vagin au moyen d'un spéculum ou à son défaut, au moyen de deux manches de cuiller, comme le conseille M. Pajot. »

M. Tarnier a fait construire en 1862, par Charrière, un crochet mousse construit sur le modèle d'une sonde de Belloc (fig. 8). Le crochet étant appliqué, le ressort est poussé et doit passer derrière le cou du fœtus, pour faire saillie à la vulve et y recevoir un fil qui embrassera le cou dans son anse, lorsque le crochet et le ressort auront été retirés.

Je pensais, dit M. Tarnier, me servir de ce fil pour entraîner la chaîne d'un écraseur linéaire, qui devait séparer le fœtus en deux tronçons.

Vaust (de Liège) a adapté au crochet mousse un ressort semblable à celui de la sonde de Belloc (fig. 9).

M. Tarnier a reconnu que le crochet à ressort ne fonctionne pas toujours au gré de l'opérateur. En 1870, il l'avait à peu près abandonné pour se servir tout simplement du crochet qui termine le manche d'un forceps ordinaire. Sur l'olive de ce crochet, il a fait percer un chas dans lequel il passe une ficelle, qu'il noue en faisant un nœud avec une rosette qui retient sûrement le tout en place.

Hubert (de Louvain), dit M. Tarnier, a d'ailleurs décrit ce procédé avant moi. Le crochet est introduit à plat derrière le pubis, en avant de l'enfant; quand il a pénétré assez profondément, on le tourne pour en diriger le bec en arrière; il est ensuite abaissé et s'arrête sur le cou qu'il embrasse. En relevant le manche, on fait saillir l'olive et la ficelle qu'elle porte, dans la concavité du sacrum, où l'on peut saisir le nœud avec les doigts ou une pince ; on amène ainsi la ficelle au dehors ; il est même bon de la tirer jus-

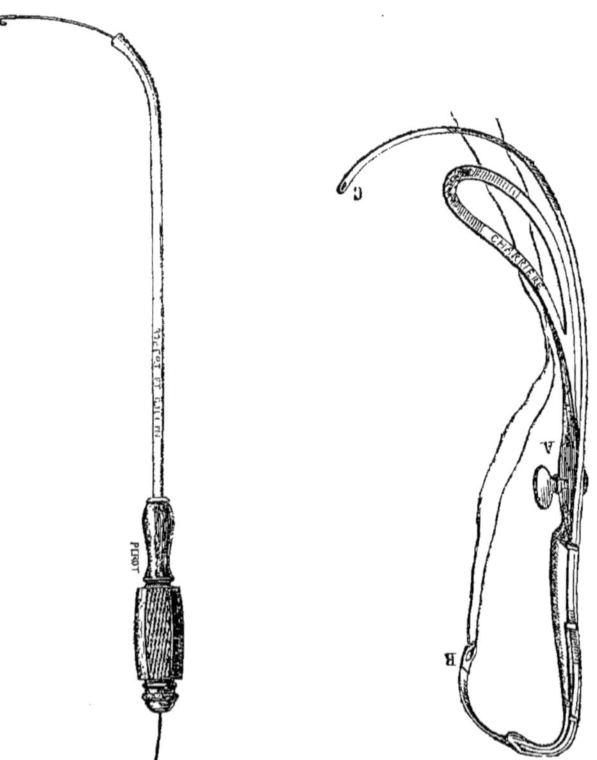

FIG. 8. — Crochet de Tarnier.

FIG. 9. — Crochet de Vaust.

qu'à ce qu'elle ait dépasse la vulve de 50 centimètres environ. Il faut en effet retirer le crochet en lui faisant exécuter un mouvement inverse à celui de son entrée, et il arrive souvent que la ficelle, qui s'est mouillée, ne glisse plus dans le chas ; l'instrument ne pourrait donc pas être extrait sans difficulté, si on n'avait pas eu la précaution d'amener au dehors de la vulve une provision assez grande de ficelle. Le grand avantage de cet instrument, c'est qu'on peut l'adapter à tous les forceps à crochets, et qu'il peut être ainsi entre les mains de tous les médecins. M. Hubert (de Louvain) conseille de faire la décollation avec un écraseur (1).

M. Tarnier ajoute : « En admettant même qu'on soit pris au dépourvu, on pourrait faire coudre sur le crochet du forceps ordinaire, une petite calotte sur laquelle on fixerait la ficelle ; une fois le crochet passé sur le cou, on retirerait en arrière la ficelle et la petite calotte.

« Le fil une fois placé, on fait passer sur le cou une scie à chaîne, un écraseur linéaire ou une ficelle à fouet, pour opérer la section. De tous ces moyens, le plus sûr et le plus inoffensif me paraît être l'écraseur ; la ficelle de fouet a le grand avantage d'être partout, mais il faut s'attendre avec elle à quelques échecs : la section est facile quand le fil attaque les disques intervertébraux, ce qui est le cas ordinaire ; quand, au contraire, la ficelle vient appuyer sur l'omoplate ou se creuse une rainure sur le corps même d'une vertèbre, le fil s'use et se casse avant qu'on ne puisse terminer l'opération. »

M. Wasseige (de Liége) a inventé, en 1864, un crochet mousse articulé. MM. Stanesco et Hyernaux ont modifié cet instrument. M. Wasseige a fait construire en 1876 un nouveau modèle, que nous préférons aux crochets de Hyernaux et de Stanesco.

(1) Tarnier. Nouveau Dict. de médecine et de chirurgie pratiques. Paris, 1870, p. 688.

Crochet de Stanesco (1869) (fig. 10) Cet instrument se compose : 1° d'un tube extérieur terminé par des phalanges mobiles; 2° d'un tube intérieur; 3° d'une scie à chaîne.

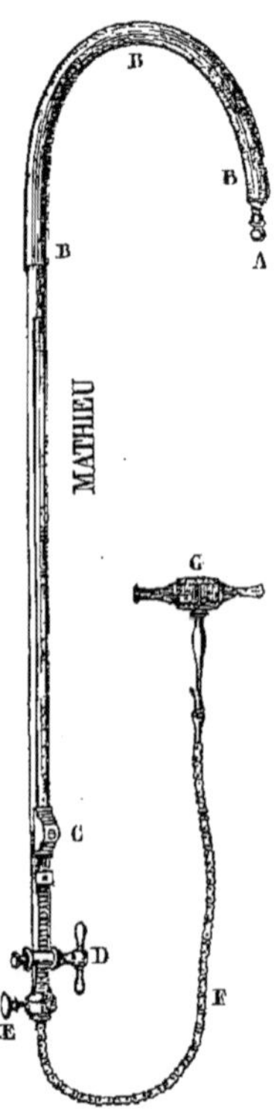

Fig. 10. — Crochet de Stanesco.

A, Bouton de terminaison de la scie. — B, Crochet mousse. — C, Saillie pour faire manœuvrer le tube intérieur. — D, Clef qui met en mouvement la crémaillère. — E, Vis de pression. — F, Scie à chaîne.

Le tube intérieur est terminé, en haut, par vingt phalanges creuses, articulées sur leur face dorsale. Elles sont indépendantes dans le reste de leur pourtour ; elles peuvent s'étendre ou se fléchir les unes sur les autres. Lorsqu'elles sont toutes fléchies, elles forment un long crochet.

Le tube intérieur a une longueur égale à celle du premier tube et des phalanges réunis. Il est mobile de haut en bas et de bas en haut, dans le tube extérieur et dans les canaux des phalanges. On le fait monter ou descendre au moyen d'un coulant, qui glisse dans une fente pratiquée sur le tube extérieur. Lorsqu'on l'a fait monter le plus haut possible, son extrémité supérieure arrive jusqu'à la dernière phalange. Toutes les phalanges sont alors dans l'extension. Le tube intérieur joue donc le rôle de tendon extenseur. Lorsqu'on le fait descendre, les phalanges se fléchissent de haut en bas, les unes après les autres.

Une scie à chaîne contenue dans le canal des tubes intérieur et extérieur parcourt l'instrument dans toute sa longueur. Son extrémité supérieure est fixée à une olive, qui est reçue en partie et à frottements doux, dans l'orifice supérieur de la dernière phalange. L'extrémité inférieure de la scie à chaîne sort par l'extrémité inférieure de l'instrument. Au fur et à mesure que les phalanges se fléchissent, on fait mouvoir une crémaillère qui tend la scie à chaîne. Grâce à la tension de la scie à chaîne, la flexion des phalanges s'accentue et le crochet devient rigide. La scie à chaîne joue donc le rôle de tendon fléchisseur (1).

L'opérateur introduit l'instrument redressé et recouvert au niveau des phalanges par un tube de caoutchouc. Il applique l'instrument en avant et au-dessus du cou, puis il fait descendre le tube intérieur et tend la scie à chaîne. Lorsque l'olive est accessible, on la saisit et on l'attire à

(1) Stanesco, Thèse de Paris, 1869.

soi. En retirant l'instrument, on laisse la scie à chaîne appliquée sur le cou du fœtus. On introduit alors un spéculum aussi loin que possible, pour protéger les parties maternelles, et on sectionne le cou, en faisant exécuter à la scie à chaîne des mouvements de va-et-vient.

Crochet mousse articulé de Hyernaux (1875). — Il a 45 centimètres de long. Il se compose : 1° d'une tige pleine en acier, terminée en bas par un manche, en haut par cinq phalanges métalliques ; 2° d'une ficelle fixée à une olive : 3°, d'une pièce métallique, jouant le rôle de tendon extenseur des phalanges.

La tige se termine en haut, par cinq pièces ayant la forme de phalanges. Celles-ci s'articulent entre elles par leurs faces dorsales et latérales. Les bords de leurs faces dorsales sont rectilignes; les bords de leurs faces latérales sont taillés en biseau. La face palmaire des phalanges est concave; leur face dorsale est creusée d'une gouttière longitudinale. Lorsque les phalanges sont étendues, la gouttière de chacune d'elles, se continue avec les gouttières des phalanges voisines. Près de leur face palmaire, les phalanges sont creusées d'un canal dans lequel on passe une ficelle de fouet. Le canal d'une phalange se continue avec les canaux des autres phalanges. Les cinq canaux n'en forment qu'un seul, dont l'orifice inférieur se voit sur la tige de l'instrument et l'orifice supérieur à l'extrémité supérieure de la dernière phalange.

On introduit une ficelle de fouet dans le canal phalangien, et on fixe son extrémité supérieure à une olive, cette olive est creuse; elle est pourvue d'un petit cylindre que l'on introduit à frottements doux dans le canal de la cinquième phalange.

Sur la face de la tige qui correspond à la face dorsale

des phalanges, on voit une pièce longue et échancrée. Cette échancrure est allongée dans le sens vertical ; elle embrasse une partie saillante de la tige. La longue pièce dont nous venons de parler se termine en bas par un bouton, en haut par une partie longue et effilée qui joue le rôle de tendon extenseur des phalanges. Elle les redresse en s'insinuant dans la gouttière de leur face dorsale.

La ficelle joue le rôle de tendon fléchisseur.

Pour se servir de cet instrument, on le rend rigide et on l'introduit redressé en avant du cou du fœtus. On abaisse alors l'extenseur, pendant qu'on tire sur la ficelle. La première et les autres phalanges se fléchissent successivement et forment un crochet autour du cou du fœtus. Lorsqu'on a reconnu le bouton terminal, on le saisit et on l'entraîne ; la ficelle suit, puis on retire le crochet qui laisse la ficelle sécatrice en place.

Crochet mousse articulé (nouveau modèle) du professeur Wasseige (1876) (1). — Ce crochet se compose d'une tige creuse métallique, portée sur un manche de bois, présentant dans toute sa longueur un canal central. La tige est articulée avec trois pièces métalliques de mêmes dimensions et également articulées entre elles. Toutes les articulations sont placées du même côté. Du côté opposé, toutes les pièces, sauf l'extrémité libre de la dernière, sont taillées en biseau ainsi que l'extrémité de la tige, pour pouvoir constituer par leur flexion un crochet ordinaire.

Dans le canal, se trouve une chaîne métallique ; elle prend son point d'attache à la dernière pièce mobile, traverse tout l'instrument et vient se fixer dans le manche à une tige métallique quadrangulaire terminée par une vis et mise en

(1) Du crochet mousse articulé. Wasseige, Liége, 1876.

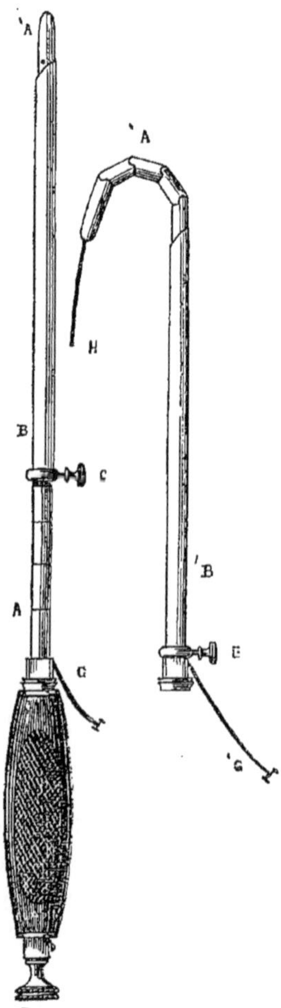

Fig. 11. — Crochet mousse articulé du professeur Wasseige.

mouvement par un écrou à ailes situé à la partie inférieure du manche.

Une cloison forée d'un trou quadrangulaire, placée dans le manche, empêche la tige qui traverse cet écrou de tourner sur elle-même, lorsqu'on met en mouvement l'écrou. La tige qui commande la chaîne peut donc dès lors s'abaisser ou se relever, ou, en d'autres termes, fléchir les phalanges et les relâcher.

Une tige mince, creuse, se place à frottements doux sur la face externe du crochet, elle s'étend des phalanges au manche de l'instrument, elle est taillée en biseau vers les pièces mobiles, de façon à présenter son bec vers le côté de la flexion. Cette tige sert à étendre les phalanges, on l'enlève facilement pour la nettoyer et on peut la serrer au moyen d'une petite vis de pression placée près du manche de l'instrument, du côté de la flexion. De petites entailles, pratiquées sur la tige du crochet, indiquent la hauteur à laquelle on doit élever l'extenseur pour étendre successivement les différentes phalanges. Enfin, pour pratiquer la décollation, on glisse un long ressort d'acier, muni d'un chas à son extrémité, dans un petit canal situé près du manche et aboutissant dans le canal central ; le ressort glisse en arrière de la chaîne et vient ressortir par un trou foré dans le boutoir terminal.

Lorsqu'on emploie l'instrument pour passer une ficelle ou une chaîne d'écraseur autour du cou, on introduit le ressort jusqu'à ce que l'extrémité perforée d'un chas arrive près du bouton terminal, on ploie l'instrument sur le cou, on pousse le ressort jusqu'à ce qu'il arrive au dehors ou à la vulve, on y attache une ficelle ou la chaîne de l'écraseur, on la ramène contre le crochet en retirant le ressort, puis on étend le crochet pour l'enlever. On pratique ensuite la section du cou.

Levier décollateur de Vérardini (de Bologne). — M. Vérardini, appliquant au levier, l'idée de Wasseige, de rendre à la volonté de l'opérateur un instrument tantôt droit et tantôt courbe, a inventé en mai 1873, le levier décollateur. Cet instrument, lorsqu'il est redressé, ressemble assez bien au levier de Boddaert : il est seulement de dimension plus forte. L'extrémité de la lame, composée de plusieurs phalanges, peut se recourber en forme de crochet.

Vérardini se sert de son instrument pour corriger les positions inclinées du sommet et de la face, pour terminer l'accouchement dans les mêmes présentations, pour transformer une présentation de l'épaule en une présentation pelvienne, et enfin, grâce à un ressort analogue à celui de la sonde de Belloc, placé à la face interne du levier, il s'en sert pour appliquer une ficelle autour du cou du fœtus. Nous n'avons pas à examiner ici l'instrument de Vérardini comme levier, mais comme instrument destiné à faciliter la section du cou. Sous ce point de vue, nous pensons que les dimensions qu'il présente seront souvent un obstacle à son emploi.

Hubert (de Louvain), a fait construire un instrument qui peut servir comme embryotome-couteau ou comme embryotome-scie. « Nous avons fait construire, dit-il, un crochet analogue à celui de Davis (il devrait dire de Ramsbotham). Il se termine par une extrémité renflée, arrondie et percée d'un petit trou. Nous passons dans ce trou une ficelle à laquelle nous avons fait un nœud à rosace et dont le bout libre est reçu dans une gouttière creusée le long du bord convexe du crochet et fixée près du manche à un bouton. Ainsi chargé, nous introduisons le crochet et nous tâchons d'entamer le cou, en appuyant sur l'instrument et en lui imprimant de petits mouvements de disjonction. Si nous rencontrons des difficultés ou des obstacles nous entraînons la ficelle, nous retirons le crochet, et nous terminons la décollation par sercission. Mais nous avons renoncé à cet instrument, parce que la lame ne mord pas suffisamment, et que la ficelle casse presque chaque fois, usée par le frottement contre le spéculum ; nous n'employons plus que l'écraseur de Chassaignac. »

Les *embryotomes-scies* sont préférables aux embryotomes-couteaux et aux embryotomes-ciseaux. La plupart des auteurs emploient aujourd'hui les scies pour pratiquer la décollation.

La scie à chaîne a été généralement abandonnée ; son maniement n'est pas toujours facile ; lorsqu'on l'emploie, il est difficile de bien protéger les parties maternelles. Elle s'encastre souvent dans les os et elle peut se casser.

M. Tarnier, avant l'invention de son embryotome, préférait l'écraseur linéaire à la scie à chaîne. L'écraseur linéaire ne peut pas être employé pour sectionner le tronc ; mais il serait un bon instrument de décollation, si le cou n'était composé que de parties molles. L'écraseur linéaire sectionne facilement le cou, quand il tombe sur un disque intervertébral ; il n'en est pas ainsi, quand il rencontre les corps vertébraux.

Les fils de fer et de laiton, les ressorts de montre, les cordes à boyau et les fils de clavier ne sont pas des scies. Leur surface est unie : or, toute scie est composée de parties saillantes et rentrantes alternativement disposées. Les fils de coton ne sont pas assez solides.

Les ficelles de lin, de soie ou de chanvre sont de véritables scies, car leur surface est inégale. M. Pajot, après avoir fait de nombreuses expériences, avec tous les genres de liens, a donné la préférence au fouet *bis*, qui est du lin naturel. M. Pajot n'a jamais observé sa rupture, lorsqu'il s'en est servi pour pratiquer la décollation ou la section du fœtus, dans l'espace compris entre la pointe de l'omoplate et les crêtes iliaques. Lorsque le cou sera seul saisi dans l'anse du fouet, le procédé de M. Pajot réussira donc presque toujours si l'on emploie son tour de main. Malheureusement, le cou n'est pas toujours seul saisi. Si l'on veut bien se rendre compte de la situation du cou du fœtus dans la cavité utérine, on verra que l'épaule et la partie supérieure et latérale du thorax seront comprises le plus souvent dans l'anse du fouet. Pour réussir dans ces cas, il sera donc nécessaire de sectionner la clavicule, l'omoplate et les côtes supérieures. Le fouet, même le *bis*, se cassera alors, car on n'a jamais pu sectionner un os de fœtus avec lui. M. Pajot ne dit pas s'il a pu couper des os de fœtus en employant son procédé. Le procédé de la ficelle échouera forcément, lorsqu'on devra sectionner le tronc dans l'espace compris entre la pointe de l'omoplate et la partie inférieure du cou. On peut donc adresser au procédé de la ficelle le reproche d'être, dans certains cas, un moyen insuffisant.

Nous avons cherché un moyen de section plus efficace.

Lorsque nous avons fait construire notre embryotome, nous avions l'intention de nous en servir pour passer le fouet autour du cou ou du tronc du fœtus. M. Tarnier nous a engagé à imaginer un meilleur mode de section. Nous avons alors fabriqué la ficelle-scie, et lorsque nous avons montré à M. Tarnier des phalanges d'adulte, que nous avions coupées avec cette scie nouvelle, il déclara que la ficelle-scie était préférable au fouet.

Ficelle-scie, fil de fer-scie, ficelle de soie-scie. — Nous avons décrit ces scies nouvelles dans un pli cacheté que nous avons déposé à l'Académie de médecine, le 9 juillet 1878. Nous les croyons nouvelles, car nous n'en avons trouvé aucune description dans les auteurs. Les fabricants d'instruments et les chirurgiens ou accoucheurs auxquels nous les avons montrées, ne les connaissaient pas. M. Tarnier en a jugé ainsi, puisqu'il a dit à la Société de chirurgie : « Cette scie mérite une description spéciale, car elle est tout à fait nouvelle. »

La ficelle-scie, est une ficelle de fouet *bis*, sur laquelle nous avons enroulé du fil de fer fin, en laissant un petit intervalle entre chaque tour de spire. Le fil de fer-scie est du fil de fer, sur lequel nous avons enroulé du fil de fer en laissant, comme dans la ficelle-scie, un intervalle de quelques dixièmes de millimètre entre chaque tour de spire. Chaque tour de spire fait l'office d'une dent de scie. La ficelle-scie est un peu moins résistante, mais plus souple que le fil de fer-scie. Nous avons fabriqué une ficelle de soie-scie. Nous avons enroulé en spirale du fil de fer autour d'un cordon de soie. Cette scie très-souple est plus résistante, à volume égal, que la ficelle-scie. Nous avons aussi enroulé du fil de laiton autour du fouet, autour d'un fil de laiton ou de fer. Nous avons rejeté le fil de laiton, qui n'est pas aussi résistant et tenace que le fil de fer. Nous avons enroulé du fil de fer autour d'une corde à boyau ; mais la corde à boyau humide se gonfle et fait disparaître les saillies du fil de fer. Nous avons donné la préférence à la ficelle-scie, parce que le fouet est plus commun que la ficelle de soie.

Nous avons fait des expériences nombreuses avec la ficelle-scie. Nous avons sectionné avec elle des os d'adulte : nous avons coupé sans peine les bras, les cuisses, les scapulums, les clavicules et les os du crâne de plusieurs fœtus. La section des parties molles semble faite au bistouri. Les os du fœtus sont coupés rapidement dans toute leur épaisseur. La ficelle-scie est résistante : elle ne s'est jamais rompue dans les expériences déjà nombreuses faites publiquement par les élèves de MM. Pinard, Budin et Champetier de Ribes. Nous n'avons observé sa rupture, qu'après un certain nombre de sections faites avec la même ficelle-scie. Un médecin pourrait fabriquer facilement lui-même et en quelques minutes une ficelle-scie, d'une longueur suffisante pour sectionner le cou ou le tronc du fœtus. On trouve partout du fouet et du fil de fer. Il lui suffira de fixer le fouet à ses deux extrémités et de le tendre fortement; avec la main gauche il maintiendra le fouet et l'empêchera de se tordre, tandis qu'avec la main droite il enroulera en spirale le fil de fer autour de la ficelle.

La ficelle-scie peut être conduite autour du cou du fœtus, au moyen des crochets que nous avons énumérés; elle sera passée aussi facilement que la scie à chaîne, l'écraseur linéaire ou la ficelle de fouet. C'est un instrument simple, peu coûteux; il a en outre l'avantage de sectionner rapidement et sans se rompre les os et les parties molles du fœtus.

Nous décrirons plus haut un procédé mixte d'embryotomie, au moyen du crochet de Braün et de la ficelle-scie. Nous employons le crochet de Braün modifié, pour conduire la ficelle-scie autour du cou du fœtus. Le crochet de Braün, en raison de sa courbure peu étendue, est plus facile à appliquer autour du cou que les crochets mousses ordinaires. Les nombreuses observations de décapitation publiées en Allemagne prouvent que l'introduction de cet instrument est en général facile, ou tout au moins possible.

Nous employons, en outre, un *protecteur* spécial qui empêche forcément la ficelle-scie de léser les parties maternelles, car il est poussé jusque sur le cou du fœtus. Les spéculums ne peuvent pas être introduits assez loin dans les parties maternelles pour protéger absolument le segment inférieur de l'utérus et la partie supérieure du vagin.

Les manches de cuiller ne sont pas, à notre avis, des moyens de protection suffisants. Le seul protecteur qui mette les parties maternelles à l'abri de toute lésion, est celui qui, pendant les manœuvres de section, est introduit jusque sur le cou du fœtus.

§ 4. *Embryotomes qui agissent par pression et par dilacération.* — Nous plaçons dans cette classe des instruments mousses, tels que le crochet de Braün et l'écraseur à fil métallique de Barnes. Notre appareil pour la décollation est un embryotome mixte; mais nous devons le décrire après le procédé de Braün.

Procédé de C. Braün (fig. 12) (1). — Un autre procédé de décollation a été proposé par C. Braün, qui a imaginé pour cet usage un *crochet boutonné* ou claviforme (*Schlusselhaken*). L'instrument de C. Braün est constitué par une tige d'acier arrondie, épaisse d'environ 7 à 9 millimètres, longue de 32 centimètres, qui se recourbe à angle aigu en crochet à son extrémité supérieure. La partie recourbée se termine par un bouton de la grosseur d'un pois. Elle est aplatie, à bords mousses : sa longueur mesure 34 millimètres ; l'écartement entre le bouton et la tige est de 27 millimètres.

A l'extrémité inférieure de la tige se trouve un manche transversal en corne, long de 11 centimètres, large de 13 millimètres, muni d'une petite plaque en ivoire, sur celle de ses faces qui est tournée du même côté que le crochet.

G. Braün décrit le procédé de son frère dans les termes suivants :

(1) G. Braün. Compendium der operativen gynœkologie und Geburtskunde. Wien, 1860, p. 108.

Le diagnostic d'une présentation de l'épaule étant nettement établi, si la tête de l'enfant se trouve du côté droit de la mère, on introduit la main droite dans le vagin pour attirer la main qui se présente, on amènera ainsi la cage thoracique aussi près que possible du détroit inférieur, de façon à rendre la colonne cervicale plus accessible.

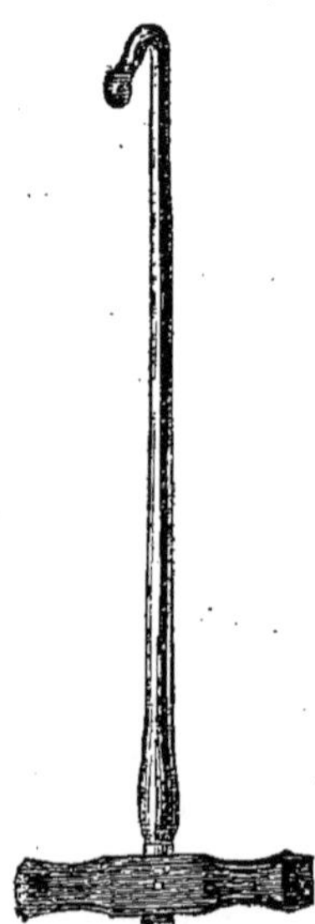

Fig. 12. — Crochet de C. Braün.

On porte alors la main dans le vagin, on saisit le cou de l'enfant de telle façon que le pouce de cette main soit placé entre le tronc et la partie postérieure de la symphyse pubienne. On tire alors le cou avec force vers le détroit inférieur, pendant que des tractions simultanées faites avec la main droite sur le bras procident concourent au même but. Alors on saisit à pleine main, avec la main droite, le crochet claviforme ; on l'introduit à la partie postérieure du pubis et en haut, de telle sorte que la partie boutonnée corresponde au bord radial de la main gauche de l'opérateur. La partie boutonnée sera portée près du pouce, entre le cou de l'enfant et la symphyse pubienne, vers la pointe du doigt indicateur qui l'embrasse. Dès que l'on sent le bouton de l'instrument, on élève sa poignée un peu en dehors à l'aide de la main droite ; mais on évitera de comprimer et de contondre le bulbe de l'urèthre. On exerce alors une traction énergique dans le sens horizontal. Aussitôt que l'on a entendu un craquement qui indique la déchirure des ligaments de la colonne vertébrale, on tourne la poignée en continuant de la tirer, mais sans forcer, et en dirigeant toujours le bouton du côté de la tête. On continue à imprimer ces mouvements au crochet, jusqu'à ce que la colonne vertébrale soit luxée, déchirée, et que les parties molles soient tordues. Il arrive que la colonne vertébrale soit séparée dès les premières manœuvres : il reste à diviser les parties molles. On recommence alors les mêmes manœuvres et on sépare ainsi le pont formé par les parties molles. La main gauche qui saisit le cou et l'attire en bas ne doit pas être retirée du vagin ; elle reste dans le voisinage du cou et l'entoure de telle sorte que le bouton du crochet ne lèse pas le vagin dans les divers mouvements qu'il exécute. L'index de la main protectrice est plutôt dirigée du côté du thorax et le pouce du côté de la tête, de telle sorte que le crochet exécute ses mouvements toujours dans l'intérieur de la main. Pour se garantir, après la séparation du cou, d'une brusque sortie du crochet, on ne doit faire, dès que la colonne vertébrale est luxée, que de légères tractions, qui suffisent généralement pour déterminer la séparation des parties molles.

Pour extraire le tronc, on tire généralement sur le bras procident. La tête, qui reste, est poussée en dehors par les contractions utérines, ou bien on l'extrait avec la main en accrochant avec l'indicateur la partie recourbée du maxillaire inférieur, ou en portant le pouce vers le tronçon de la colonne vertébrale. Dans des cas plus défavorables, on peut employer le forceps, le céphalotribe ou les perforateurs du crâne.

D'après Barnes, *Garthshore* pratiquait la décollation au moyen du crochet mousse ordinaire.

Méthode mixte d'embryotomie, au moyen du crochet de Braün et de la ficelle-scie (fig. 12). — Le procédé de Braun est adopté généralement en Allemagne : il a donné des succès nombreux, mais il a des inconvénients sur lesquels MM. Budin et Pinard ont insisté dans leurs cours.

Le crochet de Braün est simple, peu coûteux, facile à introduire dans la majorité des cas. Comme sa courbure est peu étendue, il nous paraît plus facile à appliquer que le crochet mousse ordinaire. Cet instrument doit être manié avec une grande prudence.

Pour sectionner le cou du fœtus à l'aide du crochet de Braün, il faut parfois déployer une force considérable ; la colonne vertébrale est luxée assez facilement, mais la peau résiste et, pour la dilacérer, il est nécessaire, dans certains cas, d'imprimer à l'instrument des mouvements nombreux et violents. La tête presse alors fortement sur la partie la plus mince de l'utérus (1), et on pourrait craindre de contusionner, de déchirer ou de rompre cet organe. D'autre part, si la main protectrice ne recevait pas les chocs du bouton, celui-ci pourrait produire des lésions sur la paroi postérieure de l'utérus ou du vagin. On doit, en

(1) P. Budin. Thèse d'agrégation. Paris, 1878, p. 85.

outre, prendre de grandes précautions pour ne pas comprimer l'urèthre et les parties molles qui recouvrent les branches ischio-pubiennes.

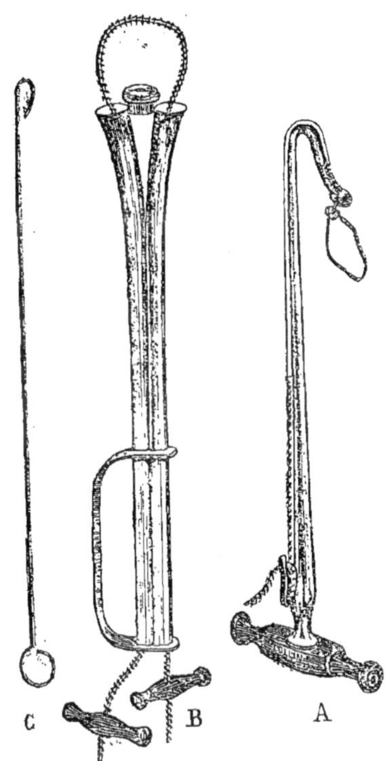

FIG. 13. — Appareil de Pierre Thomas.

Pour éviter ces accidents, nous proposons une méthode mixte d'embryotomie.

Notre appareil instrumental a été construit chez M. Collin. M. Tarnier a bien voulu le présenter à la Société de chirurgie, dans la séance du 2 avril 1879.

Il se compose : 1° du crochet de Braün ; 2° de la ficelle-scie ; 3° d'un protecteur spécial du vagin. Le crochet que nous employons est celui de Braün, un peu modifié ; son bouton est fendu, il y a une gouttière sur la partie convexe du crochet, et près du manche, sur la tige, un point d'arrêt pour la ficelle-scie. Les extrémités de la ficelle-scie ne seront pas recouvertes de fil de fer, sur une longueur de 20 centimètres ; à l'un des bouts on fera une boucle et un nœud. L'extrémité qui porte une boucle sera engagée dans la fente du bouton ; la boucle sera libre au-dessus du bouton, et le nœud, en pressant en arrière, sur la fente du bouton, maintiendra la ficelle que l'on tendra fortement. On appliquera la ficelle sur la gouttière et on l'enroulera autour du point d'arrêt.

Lorsque le crochet sera armé de la ficelle-scie (A), on l'appliquera, comme celui de Braün, autour du cou du fœtus. La main libre sera engagée en arrière du cou et ira à la recherche du bouton et de la boucle ; alors deux cas pourront se présenter : 1° On atteindra d'emblée le bouton et la bouche ; 2° pour les atteindre, il sera nécessaire d'imprimer à l'instrument des mouvements de rotation.

Dans le premier cas, on accrochera la boucle avec un doigt et on rendra la ficelle libre, en la détachant de son point d'arrêt. L'opérateur retirera le crochet et amènera au dehors la ficelle-scie, qui s'appliquera directement sur le cou du fœtus en l'entourant.

Si on n'atteignait pas d'emblée la bouche, on luxerait la colonne cervicale ; l'instrument serait ainsi abaissé de l'épaisseur d'une vertèbre, et la boucle deviendrait accessible.

Quand la ficelle-scie aura été passée autour du cou du fœtus, on introduira ses deux extrémités dans le protecteur du vagin. Ce protecteur (B) est formé de deux tubes métalliques adossés comme les canons d'un fusil. A leurs extrémités supérieures ces tubes sont évasés, un peu déjetés en dehors et dépassés par un plateau qui les surmonte un peu. Près de leurs extrémités inférieures, il y a une poignée en forme d'anse qui permettra de maintenir solidement l'instrument pendant la section. Dans un nouveau modèle (1), nous avons fait fendre en dedans l'extrémité supérieure des tubes. Pour passer rapidement les bouts de la ficelle-scie dans le protecteur, nous employons un fil métallique, dont l'extrémité supérieure est très recourbée (C). On peut aussi se servir de ce crochet pour aller à la recherche de la boucle de la ficelle. Lorsque la ficelle-scie aura été introduite dans le protecteur, ses deux bouts seront saisis dans des poignées (B), puis on poussera le protecteur dans le vagin et on appliquera son extrémité profonde sur le cou du fœtus. On le fera maintenir solidement par un aide ; on saisira les poignées et, par des mouvements de va-et-vient imprimés à la ficelle-scie, on sectionnera le cou en quelques secondes.

En résumé, notre méthode mixte d'embryotomie nous paraît avoir, sur celle de Braün, les avantages suivants :

1° Les parties maternelles ne risqueront pas d'être lésées, soit par le crochet, soit par la ficelle-scie ;

2° L'opération sera moins pénible pour la femme et pour l'accoucheur ; elle sera plus sûre et plus rapide.

Ces instruments ont été employés trois fois sur le fantôme par les élèves de MM. Budin et Champetier de Ribes. Les trois expériences ont très-bien réussi.

(1) Dans le modèle, il n'y a pas de plateau et de poignée. Les extrémités supérieures des tubes forment une fourche qui embrasse en partie le cou du fœtus et le maintient fixe pendant les manœuvres de section. Ce modèle est préférable au premier.

Observation III.

(Communiquée par M. le Dr A. Pinard).

Appelé le 10 avril 1879 à 10 heures du soir, par mon ami le Dr Bez, ancien interne des hôpitaux, près de Mme X..., passage Sainte-Avoie, je trouvai cette dame dans l'état suivant :

L'état général est relativement bon, le pouls à 108, la langue humide, la peau couverte de sueur.

La palpation est impuissante à faire reconnaître la présentation, tellement l'utérus est rétracté. On ne sent qu'une énorme tumeur, de forme oblongue et de consistance ligneuse. La pression sur la paroi abdominale ne détermine pas de douleur vive. Les intestins sont légèrement météorisés.

Le toucher fait reconnaître à l'orifice vulvaire une anse funiculaire privée de pulsations et la présence de la main gauche. Le doigt introduit plus profondément, en longeant l'avant-bras et le bras, arrive jusqu'au creux axillaire qui est dirigé à droite. C'était donc une présentation du plan latéral gauche, en acromio-iliaque gauche.

Examinant ensuite l'orifice, je trouvai une dilatation égale à la paume de la main, mais les bords de l'orifice étaient collés sur la région fœtale qui tendait à s'engager, et ne permettait aucune extensibilité. En essayant de passer le doigt entre les parties fœtales et le segment inférieur de l'utérus, je vis que le passage de la main serait impossible. A la fin de cette exploration, je retirai mon doigt exsangue, douloureux et comme paralysé. En présence de cet état de choses, ayant reconnu la version dangereuse à tenter et probablement impossible à exécuter, l'enfant étant mort du reste, je résolus de pratiquer l'embryotomie en ayant recours à la section du cou.

Madame X... fut anesthésiée jusqu'à la résolution complète. Ne sachant ce que j'allais rencontrer, je préparai les ciseaux de Dubois, l'embryotome de Tarnier et le crochet de Braün.

Un lacs placé sur le membre qui faisait procidence fut confié à un aide.

J'introduisis alors la main droite dans le vagin, puis, après de pénibles efforts, dans l'utérus. Je pus alors reconnaître la tête qui était non plus dans la fosse iliaque, mais redressée et collée pour ainsi dire sur le tronc. J'eus beaucoup de peine à introduire mon pouce entre le tronc et la tête.

Après avoir ainsi reconnu les différentes parties fœtales, je plaçai ma main, en arrière, entre la paroi utérine et le fœtus, et j'essayai d'introduire la branche postérieure de l'embryotome de Tarnier. Cette branche, guidée par mon avant-bras (car toute ma main se trouvait au-dessus du détroit supérieur, tellement le fœtus, en raison de son volume, était peu engagé), ne put pénétrer en arrière du fœtus. L'extrémité de cette branche venait heurter et soulever le tronc et ne pouvait pénétrer en arrière, sa courbure calquée sur celle du sacrum s'y opposant.

Je fis plusieurs tentatives, toutes aussi infructueuses les unes que les autres. Malgré les tractions faites sur le bras, le tronc ne descendait nullement et était toujours aussi inaccessible à l'instrument.

Abandonnant l'embryotome de M. Tarnier, je songeai à employer les ciseaux de Dubois. J'introduisis alors la main gauche, mais je fus extrêmement étonné de ne pouvoir saisir le cou du fœtus entre mon pouce et mes quatre autres doigts.

En raison de la direction de la tête fortement inclinée et renversée, pour ainsi dire, de gauche à droite, et formant avec le tronc un sillon dirigé de haut en bas et de droite à gauche, je ne pus introduire le pouce gauche dans ce sillon. Il glissait toujours en arrière et en dessous. Je dus alors retirer ma main qui commençait à s'engourdir et qui me faisait horriblement souffrir.

Réfléchissant qu'il me serait bien difficile de faire fonctionner les ciseaux avec la main gauche, alors que la main droite serait placée autour du cou, je songeai à employer le crochet de Braün.

Après quelques instants de repos, j'introduisis de nouveau ma main droite ; je la plaçai convenablement et je fis glisser sur elle le crochet de Braün, qui fut placé, je dois le reconnaître, avec la plus grande facilité. Je tirai alors sur ce crochet, mais après quelques fortes tractions je m'arrêtai. Je n'avais pu luxer la colonne vertébrale, malgré la force considérable que j'avais déployée ; aussi craignant, si des tractions plus fortes étaient faites, de déterminer des lésions, je retirai le crochet.

Je n'avais plus le choix, il fallait me servir des ciseaux de Dubois, de la main gauche. Je commençai ; mais toutes les deux ou trois minutes j'étais obligé de m'arrêter et de retirer ma main droite qui se paralysait avec la plus grande rapidité. Au bout de cinq ou six de ces petites séances, j'étais parvenu à sectionner les parties molles de la région antéro-latérale et la colonne vertébrale Mais j'avais les deux mains extrêmement fatiguées et je ne sais combien il m'aurait fallu de temps pour achever l'opération, quand en introduisant ma main je sentis le segment inférieur de l'utérus devenir de plus en plus dilatable, à tel point qu'il me devint, en quelques instants, très-facile d'aller au fond de l'utérus chercher les pieds. Les saisir et les amener à la vulve fut l'affaire de quelques minutes, malgré la fatigue et l'engourdissement de mes mains. En exerçant quelques tractions sur le tronc la tête se détacha, car elle ne tenait que par quelques lambeaux et il suffit, du reste, d'aller accrocher le maxillaire inférieur avec les doigts, pour l'extraire.

Le placenta fut extrait également quelques instants après. Les suites de couches ont été normales. Mme X... était complétement guérie quelques jours après l'opération. Cette dame avait 45 ans; c'était son cinquième accouchement. Les accouchements antérieurs avaient été normaux.

M. Pinard arrivait facilement à toucher le bouton de l'instrument de Braün, et il nous a dit qu'il aurait accroché sans peine, les boucles de la ficelle s'il avait eu notre appareil à sa disposition.

Procédé de Barnes. Ecraseur à fil métallique. — J'ai imaginé, dit Barnes, une méthode pour amputer facilement les bras. Un tube recourbé, de la forme du crochet de Ramsbotham, peut porter un fil métallique solide sous l'aisselle. L'extrémité étant ramenée au dehors et le tube enlevé, le fil est attaché à l'écraseur qui coupe facilement le membre. On peut *décapiter* de la même façon.

CHAPITRE VI.

MÉTHODE DE DAVIS. SECTION DU TRONC DU FŒTUS.

Forceps-scie de Van Huevel (fig. 14). — Cet instrument est destiné surtout à agir sur la tête du fœtus; cependant on l'a employé quelquefois pour pratiquer la section du cou ou du tronc du fœtus. Nous avons aujourd'hui des instruments plus simples et plus faciles à appliquer que les forceps-scies autour du cou ou du tronc du fœtus. Nous croyons donc que l'on doit rejeter les forceps-scies, en tant qu'instruments d'embryotomie dans les présentations de l'épaule.

Nous ferons une courte description du forceps-scie de Van Huevel, et nous parlerons des modifications importantes que M. Tarnier lui a fait subir. Il sera intéressant de voir comment M. Tarnier a été conduit à l'invention de son ingénieux embryotome, qui nous a donné l'idée de celui que nous proposons pour pratiquer la décollation et la section du tronc du fœtus.

Van Huevel a inventé son instrument en 1842. C'est un forceps ordinaire et à branches croisées. Chaque branche porte au-dessus de l'articulation et en dedans de son bord concave une double coulisse en T renversé (⊢). La portion horizontale loge la chaînette, la verticale, le conducteur qui porte la scie de bas en haut, entre les cuillers. Les deux lames conductrices sont rigides; elles sont arquées comme les gaînes et percées en haut d'un œillet pour recevoir la scie, elles sont dentelées sur leur bord inférieur pour s'engrener avec les cannelures de la clef. Celle-ci est articulée supérieurement avec la roue dentée et se prolonge inférieurement au delà des manches du forceps-scie auxquels elle s'adapte. Lorsque l'instrument a été appliqué et articulé, on fait pénétrer dans leurs coulisses, et jusque contre le fœtus, les lames conductrices munies de la scie ; un aide fait tourner

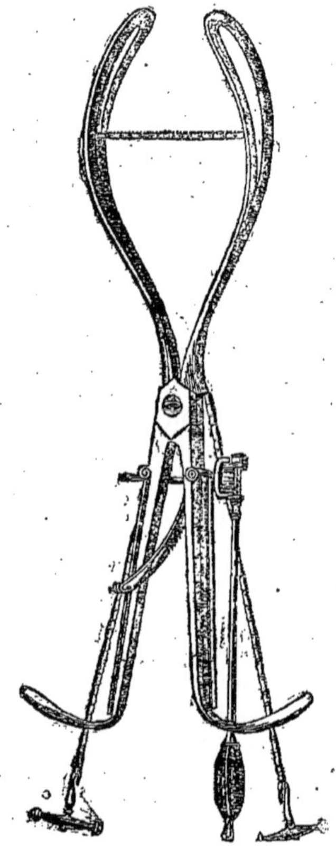

Fig. 14. — Forceps-scie de Van Huevel.

lentement la clef pendant que l'opérateur sectionne le fœtus en imprimant à la scie à chaîne des mouvements de va-et-vient.

Cet instrument, dit M. Verrier, peut présenter trois inconvénients : 1° la mort non immédiate du fœtus ; 2° la persistance de la difficulté par rapport au bassin, si la base du crâne, supposée plus large que le diamètre antérieur du bassin, n'a pas été coupée ; 3° enfin l'existence d'un pédicule de parties molles.

M. Tarnier a fait construire, en 1873, un *forceps-scie à deux chaînes*, pour éviter ces inconvénients. Cet instrument (fig. 15) se compose de deux branches ; chacune de ces branches est parcourue par deux canaux. Il y a donc quatre canaux et quatre lames conductrices, pour porter sur le fœtus deux scies à chaîne.

L'espace ovalaire limité par les cuillers de cet instrument est plus large et plus allongé que dans le forceps ordinaire ; la tête saisie peut y pénétrer plus profondément.

Les canaux sont fendus dans toute leur longueur ; ils sont creusés dans les parties qui limitent en avant et en arrière les fenêtres des cuillers. Chaque cuiller est donc parcourue par deux canaux ; ces canaux convergent et se confondent à leur extrémité profonde. Leur orifice profond se voit à la face interne et près de l'extrémité correspondante de la cuiller.

Les orifices extérieurs des canaux sont distincts l'un de l'autre. Ils sont placés en avant de l'instrument, à l'origine des cuillers. Cette disposition est importante : elle rend plus facile l'introduction des lames conductrices.

On introduit celles-ci par les orifices extérieurs des canaux. Les deux lames antérieures portent la même scie à chaîne ; les deux lames postérieures portent l'autre scie.

En faisant manœuvrer successivement les deux scies, on sectionne facilement un large segment crânien, qui, en raison de la convergence des scies sur un même point, se détache et tombe pour ainsi dire de lui-même. La portion osseuse n'est pas retenue par un pédicule charnu ; elle est

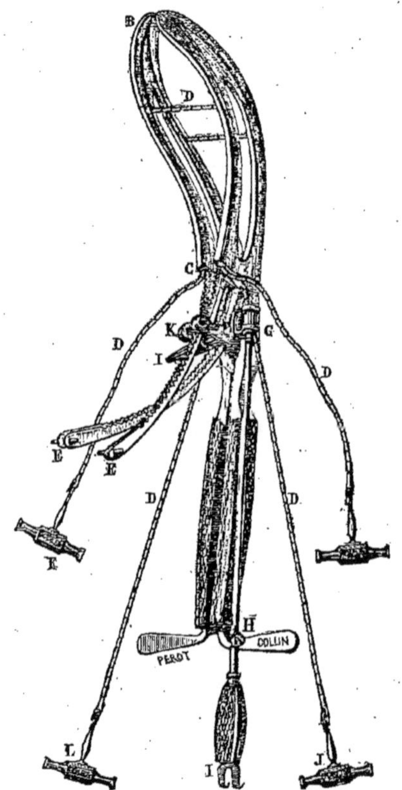

Fig. 15. — Forceps-scie de Tarnier (modèle Collin).

très-nettement séparée. Le segment qui a été retranché a la forme d'une tranche de melon (fig. 16).

Le forceps-scie de M. Tarnier présente sur celui de Van Huevel les avantages suivants (1) :

1° Introduction plus facile des lames conductrices.

2° Extraction plus facile des fragments crâniens.

3° La base du crâne est attaquée sûrement.

4° En l'employant, on ne risquera pas d'extraire un enfant vivant.

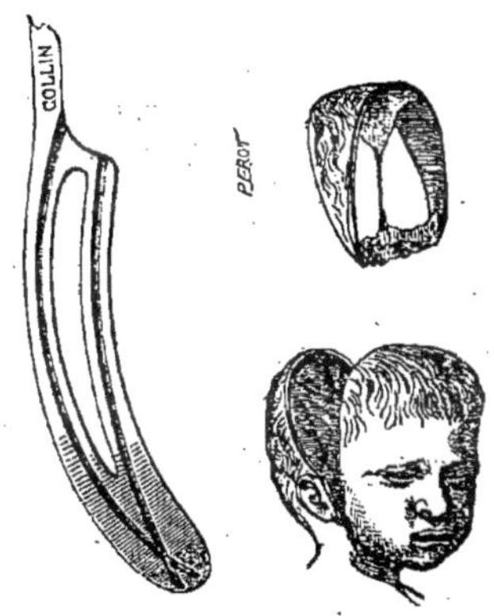

((fig. 16)

M. Mathieu a construit, d'après les indications de M. Tarnier, un forceps-scie *à branches parallèles et à conducteurs flexibles*. Les cuillers sont fenêtrées et étroites. La partie qui limite en avant les fenêtres est parcourue par un canal ; ce canal est creusé dans toute la longueur des branches. Son orifice extérieur est à l'extrémité extérieure des branches ; son orifice profond, à la face interne et près de l'extrémité correspondante des cuillers. L'articulation est celle du forceps de Thenance ; elle est placée à

(1) Verrier, Manuel pratique de l'art des accouchements. Paris, 1874.

l'extrémité extérieure des branches. Il y a une lame dentelée pour rapprocher les branches l'une de l'autre. La crémaillère est placée transversalement.

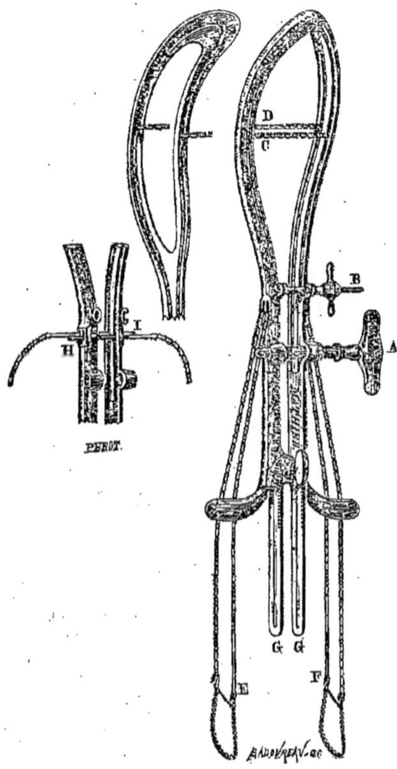

FIG. 17. — Forceps-scie de Tarnier (modèle Mathieu).

Il y a près de l'articulation deux chas pratiqués sur chaque branche ; ils servent à passer la scie à chaîne, au moyen d'un passe-lacet que M. Mathieu a imaginé. Les conducteurs sont flexibles dans tous les sens, leur souplesse est due à de petites fenêtres pratiquées dans leur épaisseur ; les dents des conducteurs sont ainsi supportées par séries, sur des portions rétrécies et très-flexibles.

Le *second modèle de forceps-scie à deux chaînes* (fig. 17) de M. Tarnier a, comme le précédent, ses branches parallèles et des conducteurs flexibles. Il en diffère, en ce que chacune de ses branches est parcourue par deux canaux. Les parties qui limitent en avant et en arrière les fenêtres des cuillers sont creusées l'une et l'autre d'un canal. Les deux canaux se confondent près de l'extrémité profonde de la cuiller. Il y a un double conducteur flexible dans chaque branche ; cela permet de conduire deux scies à chaîne. Il y a près de l'articulation, deux chas transversaux sur chaque branche. On passe une scie à chaîne dans chacun des chas, au moyen du passe-lacet de M. Mathieu. Les conducteurs de chaque branche sont unis l'un à l'autre à leurs extrémités extérieures ; mais ils sont indépendants à leurs extrémités profondes. Les cuillers de cet instrument sont très-étroites ; elles peuvent passer dans des rétrécissements très-prononcés.

Embryotome de M. Tarnier (fig. 18). — Cet instrument se compose : 1° de deux branches ; 2° de deux lames conductrices mues au moyen d'une clef dentée ; 3° d'une scie à chaîne. L'une des branches est dite branche postérieure, l'autre est la branche antérieure. Ces branches sont parcourues dans toute leur longueur par une fente étroite, communiquant avec un canal intérieur. Ce canal s'étend jusqu'aux extrémités de chacune des branches. On peut considérer à chaque branche une portion intra-utérine et une portion extra-utérine. La portion intra-utérine de la branche postérieure décrit une courbe semblable à celle de la face antérieure du sacrum : elle doit être appliquée entre cet os et l'enfant qu'elle embrasse par sa concavité. La branche antérieure est légèrement recourbée dans sa portion intra-utérine que l'on place entre le pubis et le fœtus. La portion

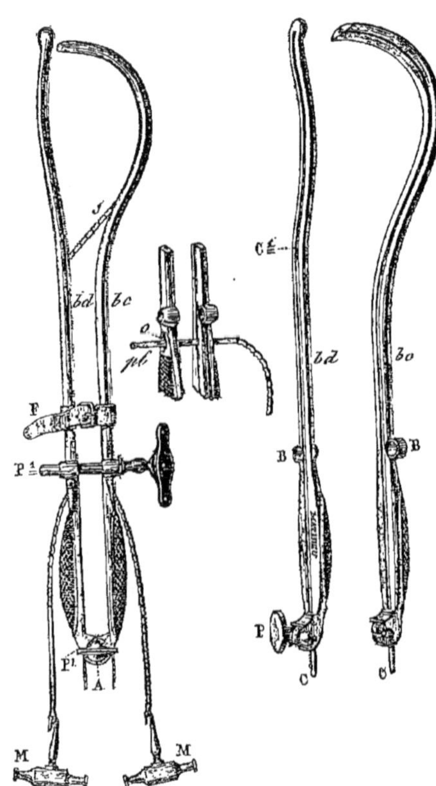

FIG. 18. — Embryotome de Tarnier.

extra-utérine des branches est droite. Lorsque les branches ont été appliquées autour du fœtus, on les articule. L'articulation est celle du forceps de Thénance : elle est placée à l'extrémité extérieure des branches ; elle se fait dans le sens vertical, la branche postérieure présente à cet effet une excavation demi-circulaire et une vis transversale. La branche antérieure présente une saillie demi-circulaire creusée sur son bord libre et, dans son épaisseur, d'une échancrure. Cette échancrure embrasse la vis, et la saillie est reçue dans l'excavation de la branche postérieure. Après avoir serré la vis, on rapproche les branches l'une de l'autre au moyen d'une crémaillère, jusqu'à ce qu'elles se touchent par leurs extrémités profondes. Chaque branche est percée d'un chas placé à quelque distance, au-dessus de l'articulation.

Après avoir articulé, on introduit par ces chas et au moyen du passe-lacet de M. Mathieu, la scie à chaîne, jusqu'à ce qu'elle sorte de 30 centimètres environ.

On engage alors les deux lames conductrices dans l'intérieur des canaux creusés dans les branches. La lame conductrice la plus longue doit être placée dans la branche postérieure. On pousse avec la main ces lames jusqu'à ce qu'elles soient engagées sous le logement d'une clef dentée transversale, qui doit les faire monter ou descendre au gré de l'opérateur. On doit pousser les lames conductrices, de telle sorte que la partie de ces lames, qui n'est pas encore engagée dans les branches, soit d'une longueur égale sur l'une et l'autre lame.

On introduit alors la clef dans son logement. L'opérateur saisit avec deux poignées les extrémités de la scie à chaîne et la met rapidement en mouvement, pendant qu'un aide fait monter les deux lames conductrices, en tournant la clef dentée qui s'engrène avec le bord antérieur de ces lames. La section du fœtus se fait de bas en haut ; le tronc, dans toute son épaisseur, est coupé en vingt secondes, d'après M. Tarnier.

Il ajoute : « Malgré sa complication apparente, mon embryotome est facile à appliquer et à manœuvrer ; il agit rapidement, aussi bien sur le tronc que sur le cou, et protége complètement les parties maternelles, puisque la scie se meut toujours dans l'espace compris entre les deux branches de l'instrument. Vous voyez d'abord que son mécanisme ressemble à celui Van Huevel, mais j'ai dû lui donner une forme particulière, pour qu'il soit applicable dans toutes les présentations du tronc (1).

Observation IV.

(Communiquée par M. le Dr Budin).

Présentation de l'épaule. Rupture spontanée des membranes au début de la période de dilatation. Quatre tentatives infructueuses de version. Plus tard l'enfant étant mort, embryotomie au moyen de l'embryotome Tarnier.

Le 19 février 1878, à 7 heures du soir, mon ami le Dr Ch.-H. Petit venait me prier d'aller voir avec lui et le Dr Bonne, une femme en travail, qui habitait rue Mazarine.

Enceinte pour la seconde fois et ayant accouché à terme, quatorze mois auparavant, d'un enfant bien portant et qui vit encore, cette femme, âgée de 28 à 30 ans, était arrivée sans encombre au terme de sa grossesse. Les premières douleurs apparurent le 18 février dans la soirée. Les membranes se rompirent spontanément le 19 février à 7 heures et demie du matin. La sage-femme qui se trouvait près d'elle, constatant une présentation anormale, fit demander le Dr Bonne. Notre confrère reconnut une présentation de l'épaule ; l'orifice utérin dilaté offrait un diamètre de 1 centimètre environ ; il attendit pour intervenir que la dilatation fut complète.

(1) Bulletin de la Société de chirurgie, séance du 27 décembre 1877. — Annales de gynécologie. Paris, 1877, p. 233.

A 1 heure et demie du soir, la dilatation étant complète, il essaye de pratiquer la version; c'était l'épaule gauche qui se présentait en A. I. D. dos en avant. Il put introduire en partie la main dans la cavité utérine, mais l'utérus étant violemment rétracté, il ne put saisir un pied, il fit successivement trois tentatives infructueuses de version.

M. le Dr Petit, ayant été appelé, constata la même présentation et la même position; il tenta la version; mais il lui fut impossible de la pratiquer, sans s'exposer à rompre l'utérus.

Lorsque, appelé par mes confrères, je vis la malade à 7 heures trois quarts du soir, je trouvai en effet une présentation de l'épaule en A. I. D. Le dos était en avant, appliqué derrière la symphyse pubienne; la tête était à droite, mais très-élevée, et tout le corps était appliqué sur la tête et refoulé du côté droit. Le grand axe longitudinal de l'utérus était très-fortement incliné du côté droit.

On n'entendait plus les battements du cœur fœtal; l'enfant avait succombé. Au toucher, la dilatation était complète, le bras gauche avait été amené dans le vagin; l'ouverture de l'aisselle était dirigée du côté gauche et largement ouverte. Cette disposition pouvait induire en erreur; elle tenait à ce que tout le côté du thorax était fortement relevé. On sentait du reste, de ce côté, le gril costal.

Au toucher, on introduisait bien les doigts, on sentait le segment inférieur peu épais de l'utérus qui cédait; mais arrivé à une certaine distance, on constatait un bourrelet plus considérable, formé sans doute par le tissu même du corps de l'utérus.

Au lieu de faire la version, ce qui eût été très-difficile, sinon impossible, mais tout au moins très-dangereux pour la mère, il fallait, l'enfant étant mort, pratiquer l'embryotomie.

On mit la femme en travers du lit, on lui donna du chloroforme. La branche postérieure de l'embryotome de M. Tarnier fut introduite. Le bras procident étant tiré du côté gauche, on passa la branche à droite, elle alla se placer assez facilement en arrière du fœtus.

L'introduction de la branche antérieure fut plus pénible, cependant en procédant doucement et après avoir introduit deux doigts entre l'orifice utérin et le fœtus, j'arrivai à la faire pénétrer suffisamment.

J'articulai, je constatai que j'avais saisi une large partie du fœtus, puis je passai la scie à chaîne et j'introduisis les branches conductrices. La scie à chaîne fut poussée jusque sur le fœtus ; le Dr Ch.-H. Petit saisit alors l'instrument avec la main gauche, tandis qu'avec la main droite il faisait tourner lentement la vis destinée à faire avancer la scie à chaine de bas en haut. Pendant ce temps, j'imprimai à celle-ci des mouvements de va-et-vient et je sectionnai très-facilement le fœtus.

Au bout d'une minute, la scie à chaîne était arrivée au bout de l'instrument ; j'enlevai alors l'embryotome.

Je tirai sur le bras ; il vint avec une partie de la paroi thoracique, qui restait cependant adhérente par un lambeau de peau. Je n'amenai pas le fœtus. J'introduisis alors les doigts dans la cavité utérine, et j'examinai la section qui avait été faite. Je vis que j'avais ouvert la paroi thoracique, car je sentais les poumons et le cœur ; j'avais également ouvert la paroi abdominale, je sentais le foie et les intestins ; mais je constatai que je n'avais pas sectionné la colonne vertébrale. Je pris avec deux doigts un point d'appui sur les côtes et je fis des tractions modérées ; ce fut en vain, rien ne vint.

En haut, en avant et à droite, j'arrivai à l'union d'un membre avec le tronc ; c'était le bras droit, je pris un point d'appui dans l'aisselle, j'y introduisis un crochet mousse, rien ne vint encore. Je résolus alors, le thorax ayant été ouvert, le chemin étant donc en partie libre, d'aller chercher un pied et de pratiquer la version forcée ; je réussis et je fis la version, puis l'extraction avec une certaine facilité.

Au bout de deux à trois minutes, une certaine quantité de sang s'écoula par la vulve, je touchai et je trouvai le placenta décollé en partie. J'introduisis la main dans la cavité utérine et je dus aller décoller le placenta dans la corne droite de l'utérus qui était revenue sur elle-même et avait emprisonné une portion du placenta. J'amenai au-dehors l'arrière-faix qui était intact et complet. L'hémorrhagie s'arrèta ; on laissa la femme se réveiller et on lui donna 2 grammes de seigle ergoté.

En examinant l'enfant, je constatai que l'incision avait porté en écharpe, sur l'épaule gauche et sur tout le côté latéral gauche du thorax et de l'abdomen ; elle était allée jusqu'au voisinage de la colonne vertébrale sans l'atteindre. Etant donnée la situation du fœtus dans la cavité utérine, il est facile de s'expliquer comment les choses se sont passées.

L'ensemble du globe utérin était très-fortement incliné du côté droit. La tête était à droite dans la fosse iliaque et assez élevée; le siége et le tronc étaient fortement inclinés du même côté et appliqués sur la tête.

Le bras gauche était dans l'excavation et l'épaule était au niveau du détroit supérieur. Le cou était très-incliné à droite, très-reporté de ce côté et, de plus, fortement repoussé en avant.

La branche postérieure de l'instrument avait bien passé en arrière d'une partie fœtale volumineuse, mais en arrière de l'épaule et de la portion du tronc qui s'étaient engagées. La branche antérieure ayant été placée comme la première sur la ligne médiane, j'avais coupé le fœtus en écharpe, sans sectionner ni le cou ni la colonne vertébrale qui étaient fortement inclinés à droite. Après m'être assuré par le toucher que le tronc du fœtus était entre les branches de l'instrument, je n'avais pas pris la précaution de m'assurer si le cou avait été saisi. Je ne pensais pas, en effet, que la colonne vertébrale pût échapper à la section.

L'instrument a bien manœuvré; on ne peut lui adresser aucun reproche. Le seul désideratum, c'est que le fœtus n'ait pas été bien saisi; en tous cas, la section, telle qu'elle a été faite, a permis de terminer assez facilement et sans danger l'extraction du fœtus.

Les suites de couches ont été normales; il n'est survenu aucune complication.

Observation V.

(Communiquée par M. le Dr Budin).

Au mois d'août 1878, on vint me chercher pour voir une femme chez laquelle on avait fait des tentatives répétées et infructueuses de version. En l'examinant, je constatai une présentation de l'épaule gauche en position acromio-iliaque droite, dos en avant. L'enfant était mort; l'utérus était fortement rétracté sur le fœtus. Le tronc était incliné du côté droit et appliqué sur la tête qui reposait sur la fosse iliaque droite. L'état général était assez grave, le pouls était petit et très-rapide, la face pâle, la respiration fréquente.

L'enfant étant mort, et l'utérus exactement appliqué sur le fœtus, toute tentative nouvelle de version eût été probablement infructueuse et tout au moins très-dangereuse pour la mère. Je résolus de pratiquer l'embryotomie.

Lorsque la femme eut été complétement anesthésiée par le chloroforme, j'introduisis la branche postérieure de l'embryotome de M. Tarnier. J'eus soin, pour éviter ce qui m'était arrivé dans l'observation précédente, de placer cette branche sur le cou, dans le sillon compris entre le tronc et la tête.

Dans cette situation, l'extrémité de l'instrument, qui était dans l'utérus, se trouvait inclinée du côté droit ; l'extrémité externe, au contraire, était fortement reportée du côté gauche.

J'introduisis la branche antérieure en passant directement derrière la symphyse pubienne. Cette branche, après son introduction, se trouvait placée sur la ligne médiane. Pour réussir à articuler les deux branches, je fus obligé de repousser autant que possible à gauche, l'extrémité externe de la branche antérieure. Gêné par l'épaule qui faisait en avant une forte saillie, je ne pus réussir à rapprocher les deux surfaces articulaires qui se trouvent à l'extrémité des manches de l'instrument.

J'enlevai alors la branche antérieure, et tout en laissant en place la branche postérieure, je ramenai, autant que possible à droite, le bras procident de l'enfant. Je pus alors ramener, presque sur la ligne médiane, la branche postérieure qui, tout à l'heure, se trouvait dirigée obliquement de haut en bas et de droite à gauche. Après avoir confié cette branche à un aide, j'introduisis la branche antérieure, que je fis passer cette fois à gauche de l'épaule. Cette branche antérieure se trouvait à son tour dirigée obliquement de haut en bas et de droite à gauche. Mes tentatives pour la ramener dans l'axe de la branche postérieure furent infructueuses ; je ne pus articuler, parce que l'épaule reportait toujours trop à gauche la branche antérieure, et l'empêchait de se mettre sur la ligne médiane.

En présence de ces difficultés, je résolus de faire l'embryotomie avec les ciseaux de P. Dubois. Je fus obligé de les saisir avec la main gauche pour aller sectionner le cou qui était placé à droite. J'avais commencé la section et je ne pouvais, étant dans cette position très-défavorable, qu'avancer très-péniblement, lorsque je m'aperçus que le fœtus était repoussé moins fortement en bas par l'utérus.

Une main ayant été mise sur l'abdomen, je trouvai les parois utérines relâchées. Cet état était survenu sous l'influence du chloroforme ; la femme était endormie depuis vingt minutes environ. Je pus alors introduire facilement la main dans la cavité utérine, faire la version et extraire l'enfant.

Cette femme a succombé deux ou trois jours après l'opération. Je ne puis donner sur les antécédents de cette femme de renseignements plus précis, le médecin traitant qui s'était chargé de me les fournir, n'ayant pas tenu sa parole.

Si M. Budin avait essayé d'appliquer l'embryotome de M. Tarnier autour du tronc du fœtus, il serait peut-être parvenu à l'articuler. La saillie de l'épaule l'a empêché de ramener les branches sur un même plan. M. Budin aurait peut-être réussi à articuler l'instrument, s'il avait préalablement détaché l'épaule.

Nouvel embryotome. — Elève de MM. Budin et Pinard, nous les avons entendus, dans leurs cours d'accouchements, louer l'embryotome de M. Tarnier. Toutefois, en raison de sa cherté, ils craignaient que l'instrument de ce maître éminent ne pût se répandre. Nous nous sommes proposé alors, de construire un embryotome analogue à celui de M. Tarnier, mais d'un prix modéré, et qui, une fois appliqué, pût permettre d'obtenir un résultat certain. Le 21 mai 1878, nous avons déposé un pli cacheté à l'Académie de médecine, avec le dessin, la description et le manuel opératoire de cet embryotome. Nous avons porté la copie de ces pièces à M. Budin qui nous engagea vivement à poursuivre notre idée. Quelques jours après, M. Collin nous livrait l'instrument à l'état d'ébauche. Un second modèle fut bientôt exécuté; il avait les courbures et l'articulation de l'embryotome de M. Tarnier. Nous l'avons porté plusieurs fois à la Maternité, pour avoir les critiques et les conseils de M. Tarnier et de ses élèves, MM. Ribemont et Champetier de Ribes. Nous sommes heureux de remercier le maître et ses élèves, qui nous ont accueilli et aidé avec la plus grande bienveillance. Le 9 juillet 1878, nous avons déposé un second pli à l'Académie de médecine; il contenait la description de l'instrument modifié. Puis nous avons fait changer l'articulation et construire par M. Collin, un modèle semblable à celui que M. Tarnier a bien voulu présenter en notre nom à la Société de chirurgie (1).

Description. — Cet embryotome se compose : 1° de deux branches; 2° de deux baleines; 3° d'une scie spéciale.

Branches. — Dans la description, nous supposons l'instrument appliqué. Une des branches est antérieure; elle doit être introduite en arrière du pubis, en avant du fœtus, entre le fœtus et la paroi antérieure de l'utérus. L'autre branche est postérieure; elle sera placée dans la concavité du sacrum, en arrière du fœtus, entre le fœtus et la paroi postérieure de l'utérus. Chaque branche a deux extrémités, l'une profonde, l'autre extérieure. Les extrémités profondes doivent être introduites dans l'utérus et dépasser en haut le fœtus. Les extrémités extérieures sont en dehors de la vulve. Les deux branches s'articulent entre elles; quand les branches sont articulées, leurs extrémités profondes et leurs extrémités extérieures viennent se toucher et se superposer exactement. Les deux branches sont parcourues d'un bout à l'autre par un canal. Elles sont fendues dans

(1) Séance du 21 août 1878. Voir Progrès médical, n° 35, et Bulletin de la Société de chirurgie.

toute leur longueur; elles ont sous ce rapport une disposition analogue à celle que présente le forceps-scie de Van Huevel. Dans chaque branche, on peut distinguer deux parties : 1° une partie intra-utérine ; 2° une partie extra-utérine. La partie intra-utérine sera introduite dans la cavité de l'utérus entre la paroi de cet organe et le fœtus. La partie intra-utérine a deux faces, dont l'une est en rapport avec l'utérus; l'autre face s'applique immédiatement sur le fœtus. La partie extra-utérine est en dehors de l'utérus, elle est dans le vagin et entre les cuisses de la femme.

Branche antérieure (Fig. 19, *B.*). — La branche antérieure est très-légèrement recourbée dans sa partie intra-utérine qu'on appliquera en avant sur le fœtus : elle est creusée dans toute sa longueur d'un canal aplati de haut en bas, ouvert longitudinalement sur sa face inférieure. A l'extrémité profonde du canal, il y a un double plan incliné sur lequel viendra butter une baleine qui s'infléchira et passera dans la branche postérieure. L'extrémité profonde de la branche antérieure est pleine, lisse, arrondie ; elle porte en bas une saillie courbe qui touche par une petite surface l'extrémité correspondante de la branche postérieure. On voit à l'autre extrémité de la branche antérieure l'orifice extérieur du canal.

Partie extra-utérine de la branche antérieure. — Elle est droite, plane sur sa face inférieure et correspond exactement par cette face à la partie homologue de la branche postérieure. Extérieurement et à la gauche de l'opérateur, elle porte une plaque ayant une ouverture demi-circulaire qui s'articule avec la vis de la branche postérieure.

Branche postérieure (Fig. 19, *A*). — Elle est creusée dans toute sa longueur d'un canal aplati de haut en bas et ouvert longitudinalement sur sa face supérieure qui regarde la branche antérieure. L'orifice extérieur du canal est au bout extérieur de la branche; son orifice profond au bout opposé. L'extrémité profonde de la branche postérieure est plus large que le reste de la branche : elle est un peu excavée supérieurement.

Partie intra-utérine de la branche postérieure. — Sa courbure est celle de l'embryotome de M. Tarnier : elle est moulée sur celle du sacrum, convexe sur sa face utérine, très-concave sur sa face fœtale qui embrasse la partie postérieure de la région fœtale saisie. Quand les branches sont articulées, leurs parties intra-utérines limitent un intervalle dont le diamètre le plus grand a 9 centimètres environ (Fig. 18, *E*). Cet intervalle est suffisant pour entourer le fœtus, il diminue en se rapprochant des parties extra-utérines qui se réunissent à angle aigu, puis se superposent exactement par leur face plane. A leurs extrémités profondes, les branches se touchent à angle droit.

Partie extra-utérine de la branche postérieure. — Elle est droite, plane sur sa face supérieure et s'applique exactement par cette face sur la partie homologue de la branche antérieure. Extérieurement à la branche et à la gauche de l'opérateur, on voit une plaque dans laquelle joue une vis verticale. Les plaques des deux branches se superposent et l'échancrure embrasse la vis qui, étant serrée, fixe la branche antérieure sur la postérieure. Cette articulation est analogue à celle du forceps ordinaire. Elle est située à l'union des deux tiers profonds et du tiers extérieur des branches.

Quand la vis est serrée, les faces planes des parties extra-utérines des branches se correspondent et la branche antérieure jouit de mouvements latéraux à droite et à gauche sur la postérieure. Au bout extérieur de la branche postérieure, il y a un demi-anneau métallique surmonté d'un bouton et articulé à ses deux bouts sur cette branche. On l'abaisse et le relève à volonté; relevé il embrasse et fixe l'extrémité correspondante de la branche antérieure. Alors celle-ci n'a plus de mouvements latéraux et les extrémités profondes des branches et des canaux se correspondent exactement, malgré la résistance possible des partie fœtales, car l'instrument est très-résistant.

Baleines. — L'une est dite *baleine de sûreté* (Fg. 19, *D*); l'autre est la *baleine conductrice* (Fg. 19, *C*). La baleine de sûreté sera engagée dans le canal de la branche postérieure qu'elle parcourra dans toute sa longueur. Elle porte à l'une de ses extrémités une petite plaque d'ivoire destinée à remplir l'extrémité profonde du canal. Elle porte à l'autre bout une plaque d'ivoire plus large qui ne peut entrer dans le canal. Lorsqu'elle a été introduite, cette baleine de sûreté remplit complétement tout le canal de la branche postérieure. La baleine conductrice doit parcourir successivement le canal de chacune des branches en commençant par la branche antérieure. A l'un de ses bouts, elle est fixée à une tige métallique avec anneau qui permet de la pousser plus facilement. Près de l'autre bout, elle est percée d'un chas pour passer et fixer une ficelle ordinaire à laquelle on attachera la ficelle-scie. Sur cette baleine, il y a un point de repère, un petit clou qui indique que la baleine va passer de la branche antérieure dans la postérieure.

Ficelle-scie. Fil de fer-scie. — On peut passer dans le canal une ficelle ordinaire, le fouet, ou mieux la ficelle-scie, le fil de fer-scie (Fig. 19, *D*).

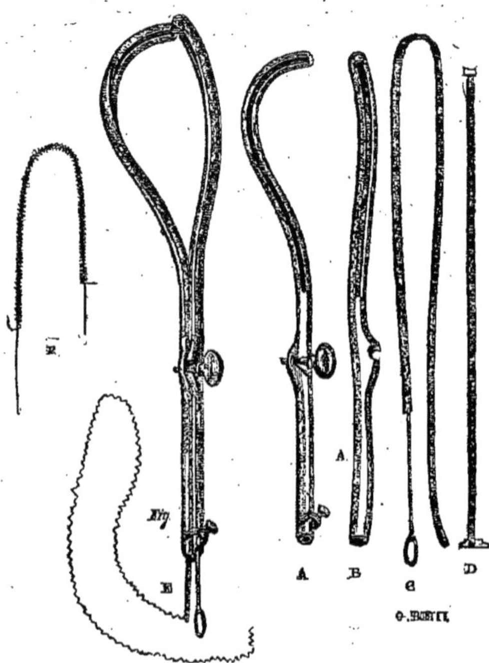

Fig. 19. — Embryotome de Pierre Thomas.

A. Branche postérieure. — On voit la courbure très-forte de sa partie intra-utérine, sa partie droite ou extra-utérine, une partie du canal qui parcourt la branche dans toute sa longueur, la fente longitudinale qui devrait exister dans toute la longueur du canal, les extrémités profondes de la branche et du canal, leurs extrémités extérieures, une plaque dans laquelle joue une vis verticale ; à l'extrémité extérieure de la branche, un anneau avec bouton se relevant et s'abaissant à volonté. — B. Branche antérieure. — On voit sa partie intra-utérine légèrement recourbée, sa partie extra-utérine ou droite, une partie du canal qui parcourt la branche dans toute sa longueur, la fente longitudinale qui devrait exister dans toute la longueur du canal, l'extrémité pleine ou profonde de la branche, l'extrémité profonde du canal, les extrémités extérieures de la branche et du canal, une plaque avec ouverture demi-circulaire. — C. Baleine conductrice. — On voit sa tige métallique avec anneau, le chas de la baleine. Le point de repère n'est pas visible. — D. Baleine de sûreté. — E. Instrument articulé. — On voit l'intervalle limité par les parties intra-utérines des branches, l'articulation analogue à celle du forceps, le demi anneau qui est relevé. L'instrument est parcouru par la baleine conductrice. — F. Ficelle-scie.

Manuel opératoire.—On introduit la branche postérieure en arrière du cou ou du tronc du fœtus, puis la branche antérieure en avant de l'une ou de l'autre de ces régions (Fig. 20, *G*). On articule ; l'articulation est toujours facile. On ramène ensuite les extrémités extérieures des branches en contact. A ce moment précis, les extrémités opposées sont superposées et les canaux s'abouchent par leurs extrémités profondes. Le fœtus est donc entouré en avant, en arrière et en haut par un canal : ce canal est ouvert par une fente qui est en rapport immédiat avec le fœtus.

L'opérateur relève le demi-anneau qui presse latéralement et en haut la branche antérieure et la fixe à la branche postérieure. Il introduit la baleine de sûreté, puis la baleine conductrice. Quand le repère est sur le point d'entrer dans la branche antérieure, il regarde la baleine de sûreté qui doit être repoussée au dehors à ce moment précis. Si cela a lieu, on est sûr que la baleine conductrice a pénétré dans la branche postérieure ; on retire la baleine de sûreté et on pousse l'autre jusqu'à ce qu'elle émerge de l'orifice extérieur de la branche postérieure. L'opérateur passe alors une ficelle ordinaire dans le chas de la baleine, y fait un nœud pour la fixer par l'un de ses bouts et attache l'autre bout à la ficelle-scie. Puis il retire du canal la baleine conductrice. A mesure qu'elle sort de l'instrument, celle-ci entraîne dans le canal la ficelle ordinaire, puis la ficelle-scie ou le fil de fer-scie qui s'appliquent directement sur le fœtus en l'entourant. On fait maintenir l'instrument par un aide et par des mouvements

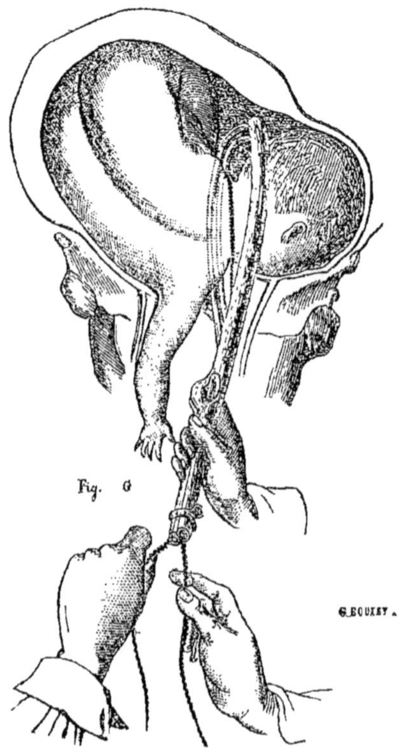

Fig. 20.

G. Embryotome de Pierre Thomas appliqué autour du cou du fœtus et maintenu par un aide : manœuvres pour la section.

rapides de va-et-vient imprimés à la ficelle-scie, on coupe le fœtus de haut en bas.

Les parties maternelles ne risquent pas d'être lésées par la scie; elles sont, en effet, protégées par les branches de l'instrument entre lesquelles se meut la ficelle-scie sans pouvoir dévier à droite ou à gauche. Quand la section est terminée, la scie sort de l'embryotome. Sur le modèle que nous avons fait dessiner, le canal n'est pas ouvert dans toute sa longueur, mais il est facile de le faire. L'opération étant achevée, on retire la branche postérieure, puis l'antérieure, et on extrait les parties fœtales.

Il y a cinq temps dans le manuel opératoire :

1° Application des branches; 2° articulation, rapprochement des extrémités, le demi-anneau est relevé; 3° introduction de la baleine de sûreté, de la baleine conductrice, passage de la ficelle-scie; 4° section; 5° extraction de l'instrument et du fœtus.

Expériences. — Nos expériences ont été faites sur le fantôme de MM. Budin et Pinard. Le fœtus était placé obliquement au détroit supérieur ou un peu au-dessus. La paroi abdominale du fantôme était fermée et empêchait de voir les extrémités profondes de l'embryotome. Nous avons réussi à appliquer notre instrument dans toutes les présentations de l'épaule et à saisir complétement le fœtus malgré son obliquité et l'interposition du bras ou de l'épaule entre les parties intra-utérines des branches. La branche postérieure passe plus facilement que la branche antérieure. Nous avons toujours articulé avec facilité, malgré les difficultés que nous nous étions créées en plaçant la branche antérieure le plus loin possible de la postérieure. Les extrémités des branches sont juxtaposées le plus souvent sans peine et cela malgré la résistance possible du bras ou de l'épaule.

La baleine de sûreté joue très-facilement. On s'en servira par surcroît de précaution. En principe, l'opérateur ne devra pas continuer à pousser la baleine conductrice, si la baleine de sûreté n'a pas été repoussée au moment précis que nous avons indiqué plus haut. On saisit parfois un pli de peau entre les extrémités profondes de l'instrument. Malgré cela, la baleine conductrice passe le plus souvent de la branche antérieure dans la postérieure. Elle est parfois arrêtée par le pli de peau ; on sent alors une résistance qu'on ne doit jamais chercher à vaincre ; la baleine de sûreté ne joue pas. On devra abaisser le demi-anneau et sans désarticuler, on imprimera à la branche antérieure des mouvements de latéralité qui déplaceront le pli de la peau. Si l'on a éprouvé une résistance assez forte pour réunir les extrémités de l'embryotome, on attendra un peu ; les parties fœtales se seront tassées et se déplaceront plus facilement s'il y a lieu. Dans les cas les plus difficiles, nous avons toujours réussi sur le fantôme à passer la baleine conductrice après quelques tâtonnements. La ficelle-soie passe facilement dans le canal et s'échappe du canal pour venir s'appliquer directement sur le fœtus. Le fil de fer-scie est moins souple, nous lui préférons la ficelle-soie.

Depuis la présentation de cet instrument, il a été employé six fois au cours de MM. Budin, Pinard et Champetier de Ribes. Les élèves appliquaient l'embryotome et pratiquaient eux-mêmes la section du fœtus au moyen de la ficelle-scie . Pour augmenter les difficultés, on produisait un rétrécissement dans le fantôme de MM. Budin et Pinard. Le fœtus était placé obliquement au-dessus du détroit supérieur, et la paroi abdominale était fermée. Toutes ces expériences, faites publiquement, ont bien réussi. On saisissait de préférence le fœtus au niveau de la partie supérieure ou inférieure du tronc. La ficelle-scie ne s'est jamais rompue : la section du fœtus a été opérée rapidement. Les élèves étaient étonnés de voir les surfaces de sections parfaitement nettes, comme si on avait coupé le fœtus avec un couteau bien tranchant.

Nous avons fait, dans le fantôme, une section du tronc du fœtus au cours de M. Bar à l'école pratique ; l'opération a été très-rapide et elle a parfaitement réussi. Notre embryotome peut donc être employé dans toutes les présentations de l'épaule : on le placera soit autour du cou, soit autour du tronc, suivant que l'on jugera son application plus facile sur l'une ou l'autre région. Si l'épaule faisait une saillie trop prononcée et s'opposait à l'introduction facile de la branche antérieure, on la désarticulerait et l'on pourrait alors placer facilement cette branche.

On nous a objecté que la ficelle-scie pourrait peut-être sortir de l'instrument, pendant l'opération: cela n'arrivera pas à un opérateur attentif. Toutefois, pour répondre à cette objection, nous avons fait fabriquer une sorte de fer à cheval, dont les deux branches sont poussées dans le vagin à une certaine profondeur : elles empêchent la ficelle-scie de sortir de l'intervalle limité par les branches de l'embryotome. Le fer à cheval est fixé au moyen d'une tige, à la branche antérieure.

En résumé : 1° cet instrument, facile à tenir propre, est d'un mécanisme simple ; 2° son articulation est familière aux médecins ; 3° on pourrait renouveler les baleines et les scies dans les villages les plus reculés ; 4° les parties maternelles sont protégées ; 5° l'instrument est en outre d'un prix relativement modéré ; 6° avec lui, on peut sectionner toutes les parties du fœtus. Les humérus, les côtes, le scapulum, les vertèbres, les fémurs, les os du crâne ne résistent pas à la ficelle-scie ou au fil de fer-scie.

M. Tarnier a dit en présentant notre embryotome (1) : « Cet instrument, construit avec les mêmes principes que le mien, est certainement un progrès. Il est plus simple et il scie de haut en bas, ce qui vaut mieux. »

(1) Bulletin de la Société de chirurgie, loc. cit.

CONCLUSIONS.

A l'amphithéâtre : 1° La ficelle-scie est le meilleur moyen de section du cou ou du tronc du fœtus : c'est un moyen simple; elle coupe rapidement et sans se rompre les os et les parties molles du fœtus.

2° Le crochet de Braün, tel que nous l'avons modifié, est l'instrument le plus simple et en même temps le plus sûr pour conduire la ficelle-scie autour du cou du fœtus.

3° Notre protecteur est le moyen le plus sûr pour protéger les parties maternelles, car il peut être poussé jusque sur le cou ou le tronc du fœtus.

4° Si le cou est inaccessible au crochet de Braün et que l'on soit obligé d'agir sur le tronc, l'embryotome de M. Tarnier ou le nôtre sont les moyens les plus rapides et les moins dangereux pour faire la section du tronc dans toute son épaisseur. On les appliquera avec douceur et sans aucune violence. Si l'épaule est un obstacle pour l'introduction de la branche antérieure, on la désarticulera. Notre embryotome sera plus facile à articuler que celui de M. Tarnier.

Lorsqu'il sera impossible de placer notre embryotome autour du tronc du fœtus, on sera obligé d'employer les ciseaux de P. Dubois pour sectionner le tronc, ou bien on recourra à l'un des procédés ayant pour but et pour résultat définitif, la version ou l'évolution forcées.

TABLE DES MATIÈRES

Paris. Typ. A. Parent, rue Monsieur-le-Prince, 31.

Paris. — A. Parent, imp. de la Faculté de Médecine, r. M.-le-Prince, 29-31.

www.ingramcontent.com/pod-product-compliance
Ingram Content Group UK Ltd.
Pitfield, Milton Keynes, MK11 3LW, UK
UKHW020151200726
13856UKWH00003B/948

9 782011 929112